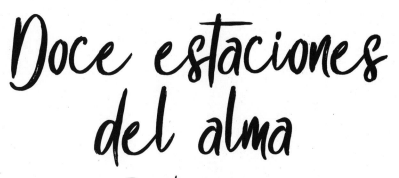

Doce estaciones del alma

Tu vida comienza cuando te animas a ser tú

DAFNE SCHILLING

Doce estaciones del alma

Tu vida comienza cuando te animas a ser tú

Grijalbo

CIERRA LOS OJOS

INSPIRA HONDO

RETÉN

SIENTE

ESPIRA

SONRÍE

Para ti que estás ahí.
Que estas estaciones te empapen
de lo que necesites, se lleven
lo que no sirve y te propongan
conservar tu tesoro más preciado:
tu esencia.

Para Nico, que con su sabiduría
y amor incondicional hace
brillar mi mundo.

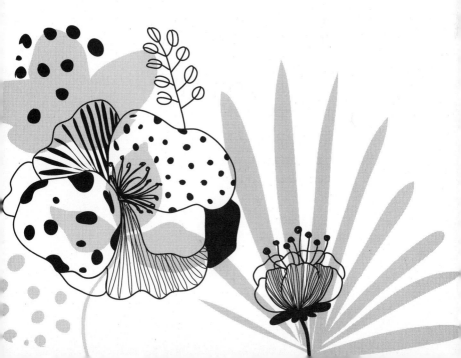

NAMASTÉ

«Mi alma honra a tu alma.
Yo honro el espacio en ti donde reside
todo el universo.
Yo honro la luz, el amor, la verdad,
la belleza y la paz que hay en ti
porque también están en mí.
Como compartimos estas cosas,
estamos conectados, unidos,
somos lo mismo, somos uno».

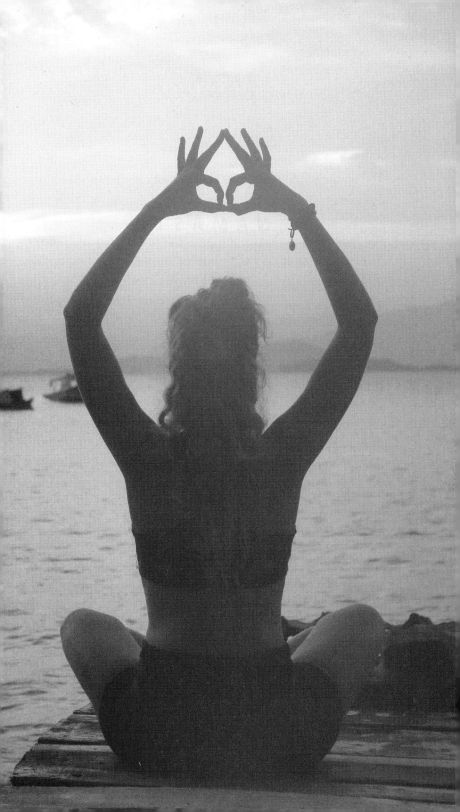

Prólogo

Todas necesitamos una compañera de aventuras. Esa amiga que viene un sábado por la noche y te dice: «Anda, vístete que salimos». La que está al tanto del último plan *detox* y te convence para que lo hagáis juntas o te anima a perseguir tus sueños (incluso cuando a ti te parecen imposibles). Siempre hay alguien en tu vida que te sacude y te despierta, que te empodera. Esa es Dafne Schilling, no solo para mí, sino para miles de seguidoras, centenares de alumnas y, hoy, también para sus lectoras.

Este libro te acompaña en el camino y te sumerge en una de esas conversaciones que se dan en los viajes largos, en las que empiezas hablando de cosas triviales y acabas compartiendo las confesiones más profundas. Pero, sobre todo, tiene un espíritu alentador. Cada capítulo te llena de la sensación de que puedes, de que no estás sola.

Dafne cuenta con la increíble habilidad de ser auténtica en cada relato, con un nivel de intimidad y cercanía que a veces, como amiga, le aconsejo resguardar. Pero precisamente gracias a esa generosidad logra el verdadero impacto: cuando una se atreve a ser así de sincera, solo le esperan más levedad y sanación. No solo para ella misma, sino para quienes la rodean (o, en este caso, la leen). De esta manera podemos seguir más ligeras de equipaje, dejando las tristezas, los miedos y los enfados atrás.

Recuerdo que cuando la conocí llegaron primero sus rizos y luego una vitalidad tan arrolladora que no entendí cómo le cabía en ese cuerpecito. Yo solo pretendía entrevistarla para la revista *OHLALÁ!*, pero durante la conversación, la vida me pareció más fácil y divertida, y pensé: «Yo necesito esto, quiero bailar con ella». Así que empecé a tomar clases. Ahí es donde surge la magia que lo explica todo.

Alguien que puede sacarte de la inercia y la vergüenza es capaz de gobernar el mundo. Sin embargo, todavía me es difícil explicar su método: a veces te sientes en un círculo femenino; otras, como una diosa bailando *Havana*, de Camila Cabello, o en un ritual de tambores africanos, una clase de *fitness*, una secuencia de yoga, y, al final, sumida en un silencio reparador. No es casual; así de multifacética e insondable es Dafne, una exploradora inquieta que no está dispuesta a irse de este mundo sin haber encontrado más verdad y amor.

Por eso, ten la seguridad de que este viaje, su recorrido consciente y muchas veces valiente, va a dejar huella en tu propia «gran» historia.

SOLEDAD SIMOND

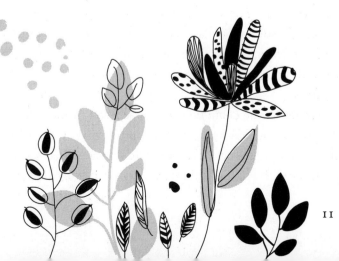

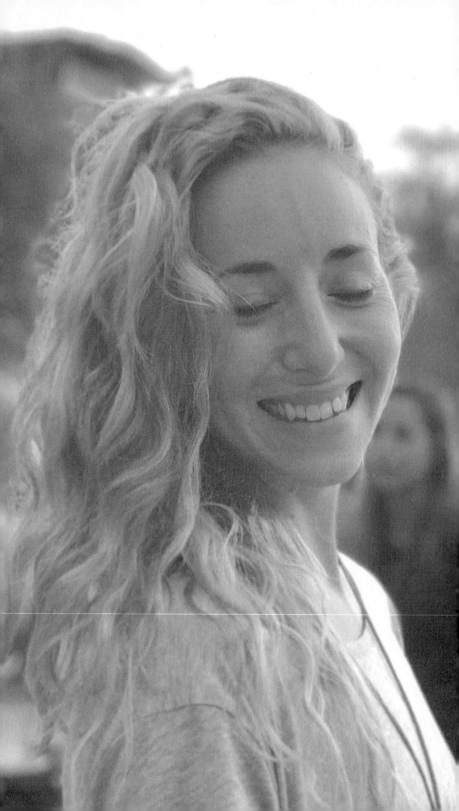

No vemos el mundo como es.
Vemos el mundo como somos.
Te invito a mi viaje…

Introducción

Trazar el camino

> Sé que el pájaro vuela, que el pez nada y que los animales corren. Para el que corre podemos usar una red y para el que nada, un anzuelo, pero el vuelo de un dragón que asciende hacia el cielo está fuera de nuestro alcance.
>
> Confucio

Todo en esta vida forma parte de un camino que uno va trazando solo.

El nombre que mi madre eligió para que yo pasara por este mundo significa «coronada de laureles». De niña me costó aceptarlo; ya imaginaréis que, viviendo en la provincia interior argentina de Córdoba y con un apellido alemán, «Dafne Inés Schilling» era un poco demasiado sonoro. «Mamá, ¿por qué no me pusiste Eugenia o María? Mis hermanas se llaman Paula y Verónica, ¿cómo se te ocurrió ponerme Dafne?». Pero hoy no encontraría un nombre mejor para mí: complejo, profundo y además sensible, algo masculino y original, lo suficiente como para tener que aceptarlo, abrazarlo y acompañarlo siempre con una explicación: «¿Cómo? ¿Waffle? ¿Dasnet? ¿Dabnet? ¿Con pe hache o con efe? ¿Es nombre o apellido?».

Había empezado a escribir este libro cuando tuve un accidente de tráfico. Mi marido y yo estábamos viajando por Chile. Circulábamos por una carretera de montaña cuando, de golpe, la furgoneta en la que íbamos se quedó sin frenos y empezó a dar bandazos. El tiempo y el mundo quedaron en suspenso durante unos segundos, y nos abrazamos despidiendo la hermosa vida que habíamos compartido. Pero Dios obró el milagro y quedamos cruzados en la carretera, a unos centímetros del precipicio, mirando la montaña más bella y eclipsada del mundo. Éramos diez personas en esa furgoneta, y todos salimos ilesos. «Estamos bendecidos», me dijo mi marido, calmando mi estado de shock. Los demás se bajaron de los coches y nos sonrieron a nosotros y al milagro.

Me acuerdo que sentí que el box del hospital donde un enfermero me inyectaba calmantes era el espacio más seguro del planeta. No era nuestra hora ni el momento. No fue nada y lo fue todo. Desde entonces confío aún más en lo que tengo que decir, en lo que comparto en cada clase y en cada viaje. Y también confío en que todo lo que voy a transmitirte en este libro será magia pura y absoluta para crearte la vida que quieres.

Confío en el universo como una energía suprema que lee e interpreta cada uno de nuestros pensamientos y nos vuelve a poner en el camino cuando perdemos el rumbo. También creo en las intenciones como fuentes organizadoras de la información que se halla en nuestra conciencia y, en consecuencia, creo en nosotras como escritoras de nuestro destino. Tú tienes la capacidad de observar el mundo con los ojos de la oportunidad, y mi misión en estas páginas es sacarla a la luz.

Quizá por mi combinación Capricornio-Acuario-Piscis, o por mi profunda sensibilidad, siempre fui una fuente inagotable de energía y de lágrimas. A veces cuesta encontrar la paz y la conexión con una misma en medio del caos, las presiones y la multitud, pero la relación entre movimiento y quietud ha sido siempre para mí la mejor cura.

Confío en la calma que sigue a la tormenta, la misma que sentí cuando abrí los ojos tras el accidente y me di cuenta de que la vida me había dado una segunda oportunidad. Confío en el huracán que precede a la calma, porque necesitamos el caos para detenernos, igual que necesitamos la angustia para valorar la felicidad. Siempre será un desafío encontrar el equilibrio entre el esfuerzo y el disfrute, entre la pasión y el dolor, entre el amor y el odio, pero es necesario pasar por todos los estados para encontrar el término medio y seguir el camino que nos hace bien, nos impulsa y nos permite avanzar hacia nuestro destino, que será el mejor si así lo vemos.

Este libro nació de las ganas de compartir contigo lo que he ido aprendiendo en mi viaje. Si bien el sufrimiento es interno y diferente para cada una, todas tenemos el valor necesario para superar los obstáculos. Si estás leyendo estas páginas es porque el universo nos ha conectado y, sin duda, algo de lo que quiero transmitirte te servirá para elevarte y vincularte contigo misma. Puede sonar muy *new age*, pero es exactamente lo que necesitas si estás buscando un pequeño cambio para empoderar tu presente con conciencia, amor y felicidad; o si has despertado y deseas que tu vida cobre más sentido y se expanda.

A lo largo de este viaje vas a visitar distintas estaciones que representan intenciones o resortes para profundizar y unirte en cuerpo, mente y espíritu.

Cada día prometo abrir los ojos a nuevas posibilidades. Cada día prometo caminar firme, proyectando mi mejor versión. Cada día prometo sonreírme y sonreír a los demás, incluso a los que no me devuelvan la sonrisa. Cada día prometo amarme, respetarme y aceptarme. Solo así podré contribuir al mundo.

El camino como punto de partida

Con pocos días de vida me llevaron de Buenos Aires a Río Cuarto, donde pasé mi infancia, y no imagino lugar mejor para crecer.

Allí todo era posible. Mi padre me llamaba «come piedras», porque, literalmente, me comía las piedras de la calle de tierra de nuestro barrio. Me pasaba el día correteando con mis animales por el jardín; teníamos un gato y un perro que dormían juntos, dos conejos, una tortuga, una iguana que vivía en el desagüe que había debajo de las hortensias, peces en la cocina y hámsteres.

Papá trabajaba todo el día y mamá siempre estaba con nosotras, aunque también tenía sus tareas. Éramos de esas familias que hacen planes de amigos: bicicletadas, barbacoas, acampadas en la montaña, excursiones al huerto o a la estación de servicio para comernos una hamburguesa.

Quizá por ser la menor de tres mujeres era la más solitaria. Me pasaba el tiempo en mi mundo, jugando a inventar personajes (de ahí nació mi actriz).

Les leía cuentos a mis perros, tomaba clases de batería y era fanática de Rata Blanca. Cuando cumplí nueve años, llegó el gran regalo: una casita en el árbol. Sospecho que ahí nació mi deseo de estar entre la tierra y el cielo.

Creí en Papá Noel hasta los diez años. Encontré el disfraz debajo de la cama donde dormía mi tío cuando nos visitaba. Fui llorando a contárselo a mi padre, que me abrazó para explicarme que no existía, ni tampoco los Reyes Magos, y mucho menos el Ratón Pérez. De todas formas, seguimos poniendo la hierba y el agua para los camellos. Todo era posible.

Mi bailarina y mi actriz convivían. Tomaba clases de ballet y teatro. Recuerdo que viví el día que tuve que representar a la mamá del Principito como si hubiera sido Julia Roberts en *Notting Hill*. También me tocó ser abeja, y a una de mis hermanas, árbol y a la otra, roca, que es mucho peor. ¡Todo en la vida es equilibrio!

Viajábamos incansablemente. «¡Arriba, chicas, nos vamos!», gritaba mamá a las cuatro de la mañana, y nos subíamos a la furgoneta en pijama, con las almohadas todavía pegadas a la cara, para ponernos en camino hacia el sur. Siempre me tocaba ir en el medio y, a través del techito de vidrio de la furgoneta, veía las estrellas que todavía quedaban al alba. En esos momentos le hablaba a Dios y vete a saber qué le pedía, pero ese fue mi despertar espiritual: los caminos de los viajes, la apreciación de la naturaleza, un padre aventurero y una madre esotérica.

Hablar de duendes y de otras vidas era algo normal en casa, algo que mamá nos inculcó. El cerro Uritorco y la casa de los fantasmas de La Cumbrecita se convirtieron en mis planes favoritos. Recuerdo que me fingía enferma en el colegio para que llamaran a mamá y meterme en su cama a ver *Dentro del laberinto*, con David Bowie: esas imágenes de lo imposible hecho posible me aceleraban el corazón.

Muy pronto se tomó la decisión de mudarnos a Buenos Aires, mucho antes de lo que hubiera imaginado. Tenía once años cuando me sacaron de ese mundo de naturaleza y magia donde los perros tenían voz y mis cuentos se hacían realidad.

Allá quedaron mis perros, Sasha y Ónix, mi casita del árbol, mis clases de ballet, mis amigos, mis bicicletadas, la casa con forma de teta (así la llamábamos los de la pandilla y estábamos seguros de que allí vivían brujas) y el monstruo de la laguna del Golf que estaba enfrente de casa.

Todo lo que vino después fue raro. En Buenos Aires, las chicas decían palabrotas y me hacían repetir con acento cordobés «un caracooooooolito». Sigo sin encontrarle la gracia. Y a todo tengo que sumarle el divorcio de mis padres y mi rebeldía adolescente.

Mudarnos a la gran ciudad significó pruebas, exámenes, peleas, adaptación, miedos y muchísimos límites. El colmo de la felicidad, vamos. Mis clases de ballet se tiñeron de clases profesionales para entrar en la escuela del Teatro Colón, donde tanta exigencia me desanimó y dejé de bailar. El colegio tenía un nivel más avanzado que el anterior, por lo que una profesora particular me daba clases todos los días. Además, la institución tenía tradiciones particulares: en los actos era obligatorio llevar guantes blancos y sombrero. ¡Sombrero! ¿Para qué? ¿Para que pareciéramos niñas de la nobleza británica? Sigo sin entenderlo. Nunca olvidaré la sensación de querer arrancarme la camisa y quitarme de encima toda esa parafernalia. No culpo a mis padres por sus decisiones, porque ese mismo colegio me regaló las mejores amigas que podría tener.

Los Beatles me salvaron del dolor, también el teatro, la guitarra, una amiga del alma punk, mi nuevo perro y la ventanita de mi cuarto, desde la que veía la luna. Empecé a pasar muchos momentos de sanación conmigo misma a los catorce años, cuando le pedí a mi madre que me dejara trasladarme a un cuarto vacío y, de regalo, la cama nueva. Lo empapelé de arriba abajo con pósteres de películas que amaba y que me trasladaban a viajes y a mundos imaginarios; siempre había música y un escritorio para crear. La posibilidad de quedarme en mi espacio privado, solitario pero cargado de arte, era mi sanación (dicen las buenas lenguas que el arte es garantía de «salud mental»).

Al año siguiente hice una audición para *Rebelde Way*, una teleserie de Cris Morena que se emitía por Canal 9, y me seleccionaron. Volví a bailar y a actuar, como cuando era niña, y decidí que quería ser actriz. Actué en la tele, hice de extra y tuve un par de participaciones.

Cuando terminé el colegio, estudié Actuación y Dirección de Artes Escénicas. Lito Cruz y Julio Chávez fueron mis grandes referentes teatrales, hasta que llegó el momento: me seleccionaron para una película danesa que se filmaría en Argentina.

En mi mundo todo era posible.

Casi sin saberlo, empecé a utilizar la intención. Estaba examinándome de Historia del Teatro Universal y me anunciaron que había quedado seleccionada e iba a actuar como coprotagonista en esa película. Tenía veintiún años, y aquel fue el principio del giro.

Disfruté cada segundo de la filmación y, cuando terminó, compré un billete de avión con mis ahorros de muchos años para viajar al estreno en Dinamarca. Fui muy feliz, tuve historias, romances y me empapé de vida, con lo bueno y lo malo, pero con intensidad. Estaba en París cuando me dijeron que mi abuelo Nono había muerto. Me quedé anonadada y mi sueño de estrellas se esfumó. Me fui a una plaza, me senté y le escribí este poema, que quiero compartir porque para mí fue un momento importante, no solo de creatividad, sino de transformación.

Volcar mi angustia en palabras y después leerlas para que le llegaran en forma de energía a mi abuelo fue una forma de mantenernos vivos a los dos. Aunque sabía que no volvería a verlo, descubrí ese mundo —el imaginario y creativo— donde podemos mantener cerca a quienes queramos; solo hace falta abrir el canal para que eso suceda. El arte regala esas posibilidades.

Se fue cuando estaba de viaje...

Estás en todos lados.
No te fuiste,
te siento acá,
cerca de mí como un ángel que me ampara.
Cuando toco una flor,
cuando como un chocolate,
cuando me impresiono frente a una obra de arte,
cuando miro un río o respiro hondo.
Tanta belleza.
Cuando cierro los ojos,
estás conmigo.
Cuidándome.

Te hago un espacio en mi banco de plaza
de este parque hermoso
que te siento admirar.
Te oigo y te veo sonreír.
Veo tus transparentes ojos azules brillar.
Pienso en lo que te voy a extrañar...
No poder contar con tu presencia física,
con tu gusto por los quesos y los dulces.
Tus aplausos a mi perro y siempre contento...
Pero hay una cosa que me deja tranquila:
saber que siempre vas a estar sobrevolándonos,
como el ángel que siempre fuiste.
Para seguir contando con tus consejos y palabras.
Que el tiempo que tuvimos fue disfrutado como si fuese
      el último.
Por eso te agradezco haber sido parte de mi creación,
mi mente y mi corazón.
Te voy a extrañar mucho.
Buen viaje, Chichita Corazón.

Esa fue mi forma de despedirme de él, aunque no al cien por cien.

El mismo año de la película terminé la formación de yoga integral que estaba cursando en paralelo y me fui a vivir a Los Ángeles, California. Quería probar la experiencia de estar fuera por un tiempo y tentar al destino a que me descubrieran mientras trabajaba de camarera en alguna cafetería y me convirtiera en la novia fugaz de algún joven actor o brillara en los estudios hollywoodenses.

La película danesa quedó preseleccionada para competir por los premios Oscar de 2012 en la categoría de mejor película extranjera, y eso hizo que me codeara con la fama por unos días. Tuve cenas en lugares increíbles, vestida de fiesta, y lo mejor, conocí a Kristen Huffman, mi gran inspiración, quien me introdujo en el mundo de la apertura. Fue el día del festival de cine escandinavo. Ella acompañaba a su novio de aquel entonces, que era productor de mi película. Cuando la vi, supe que la amaría siempre. A los diez minutos ya estábamos hablando de nuestra existencia y del universo, y me invitó a tomar sus clases de Yoga Booty Ballet en el estudio Heartbeat, que significa «el lugar donde late con magia el corazón».

Kristen llegó para mostrarme que podía ser yo misma y hacer algo que me llenara por completo, que estaba bien hablar de astros y de caminos a la felicidad, y me enseñó el poder de la abundancia. Hoy somos amigas y damos cursos y retiros juntas, en Argentina y en Nueva York. Ella hizo que me afianzara, y yo la ayudé a tomar impulso. Una relación recíproca verdaderamente orquestada por el universo.

Formarme como instructora de Yoga Booty Ballet y tomar la difícil decisión de regresar a mi país para introducir este método me costó, pero también me empoderó como nunca. Supe que todo el trabajo que había hecho hasta entonces era justamente para pasar al lado del servicio, para explorar esta forma de expresarme y de dar; no solo para que el aula fuera mi escenario, sino también para transformar vidas.

En la actualidad dirijo mi marca YBB Argentina, una comunidad de mujeres, un espacio libre de juicios donde, además de impartir clases, seminarios y talleres, y de organizar viajes y experiencias para empoderar a la mujer a través del movimiento, la danza, el yoga y la meditación, formo a profesoras en la misma búsqueda de transformación y expresión. Estoy desarrollando mi propio método, que busca reunir todo lo que he ido aprendiendo a lo largo del camino y que, a partir de hoy, irás conociendo.

Creo que la expresión y la sensibilidad son el medio por el cual nos conectamos con nuestros deseos más profundos, y confío ciegamente en que todas tenemos este don. Solo falta que nos enseñen a ser libres. Mi sueño es contribuir al mundo de la manera en que soy más auténtica, esto es, regalando mis dones y compartiendo el amor por la vida. Me abro a las transformaciones y hacia donde quiera que me lleve este libro.

Ser auténtica es ver tu corazón por dentro.

SPARK: Carga de intención el camino. Cosechamos lo que proyectamos

Me gusta utilizar la palabra «spark» (que en inglés significa «chispa» o «destello») para explicar nuestro paso por la vida. Eduardo Galeano describe a la humanidad como un mar de fueguitos, y yo creo que somos pequeños destellos que atravesamos la experiencia terrenal. El trabajo consiste en lograr que cada destello sea lo más auténtico y conectado con la esencia posible, y para eso el camino que encuentro es el de la intención.

Si todos los días los seres de este mundo nos levantáramos y lo primero que hiciéramos fuese pedir una intención de paz y de conciencia, seguramente viviríamos en un lugar mejor. Si pudiésemos iluminar nuestra vida con deseos y objetivos claros, aunque la primavera llegara con gusto a lluvia, seguiría siendo el mejor lugar. Insisto en buscar el sol en la sombra, en buscar siempre el espacio donde el sol cae, para mirarlo y desde ahí planear nuestros desafíos. «Donde enfocas tu atención, tu energía fluye, y donde tu energía fluye, tu vida crece», dice Deepak Chopra al referirse a las intenciones.

Transformar el miedo en poder es una de mis grandes intenciones, de las que necesitan fuerza y valor para ser enfrentadas. Tengo miedo de cosas tangibles y de cosas invisibles. Creo que el miedo nace con nosotros, así como la valentía y el coraje

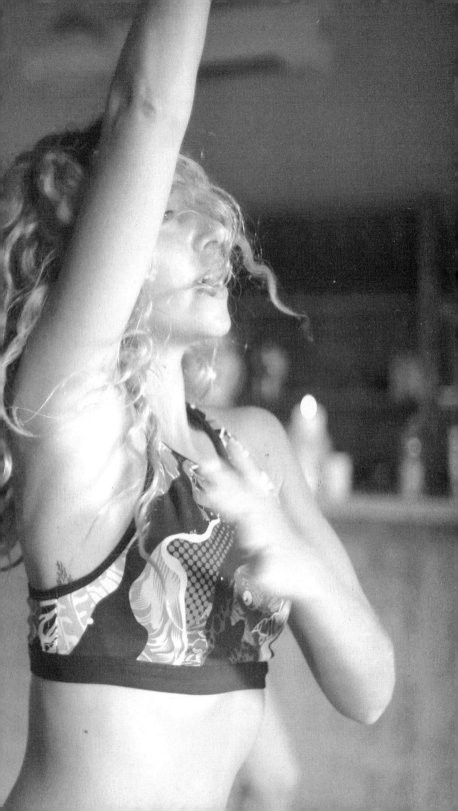

que nos hacen encararlo. Todo es posible dentro del mundo de la transformación. Podemos modificar la forma de vernos, nuestro juicio interno, con el que medimos a los demás, y podemos cambiar cómo llevamos nuestras relaciones.

Es importante detenerse, observar, sentir, respirar y ver dónde tenemos el deseo de empezar a fijar nuestra intención, a dirigir nuestra atención en la dirección que queremos que las cosas sucedan.

¿Qué es una intención?

> Tú eres lo que tu deseo más profundo es. Como es tu deseo, es tu intención. Como es tu intención, es tu voluntad. Como es tu voluntad, son tus actos. Como son tus actos, es tu destino.
>
> *Upanishad*,
> textos sagrados del hinduismo

Todo lo que ocurre en el universo se origina con la intención y termina por ser la base de toda creación. Sin intención, no existe nada.

Una intención es la fuerza que mantiene ordenados nuestros deseos. La intención no dice por qué una persona va a hacer una cosa, simplemente lo afirma. En cierto modo, nuestra mente funciona como un buscador de internet. Si buscamos en Google «pasaje a Roma», esa búsqueda quedará plasmada en todas las webs o redes sociales que visitemos. Si plantamos una semilla en nuestra conciencia, la planta crecerá en función de la atención que le dediquemos.

Imagina que cada día pudieras plantar una flor con una intención que empoderase tu espíritu y tu vida: al final tendrías un jardín lleno de la naturaleza más hermosa y productiva.

Creer que las intenciones toman forma de realidad es estar en sintonía y armonía contigo misma.

Johann Goethe dijo: «La magia es simplemente creer en ti mismo; si eres capaz de hacer eso, puedes lograr que suceda cualquier cosa», y parte del poder de la intención es creer y confiar en lo que siembras en ti. Puedes hacer muchas cosas para modificar tus días, llenarlos de clases, libros y talleres para alimentar el alma, pero si no empiezas a generar un compromiso de cambio contigo misma, ese camino no te servirá de nada.

Utilizamos la intención para centrar la atención en lo que deseamos y alejarla de lo que no deseamos. Las intenciones organizan la información que se encuentra en nuestra conciencia y esto es importante para vivir en función de nuestros sueños.

Despierta el poder de tu mente para hacer que las cosas sean como a ti te gustaría. Tus pensamientos forman tu mundo: ¿cómo quieres que sea?

En mi caso, la intención nació de niña, intuitivamente. Entendí que si quería que algo me saliera tenía que entregarme en cuerpo, mente y espíritu. Siempre me comprendí como un todo, y eso es determinante: cuando te reconoces como un ser con tres cuerpos dentro de un vehículo, tu manera de ver la vida cambia y, por ende, tu tránsito por ella.

Más tarde aprendí a dirigir mis intenciones, a expresarlas desde el corazón, a bailarlas, a proyectarlas en cada movimiento e inspiración, y a soltarlas en cada espiración. Ese es mi desafío personal cotidiano y, al mismo tiempo, es lo que no puedo dejar de hacer y transmitir, porque es fundamental para vivir la vida que quiero.

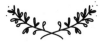

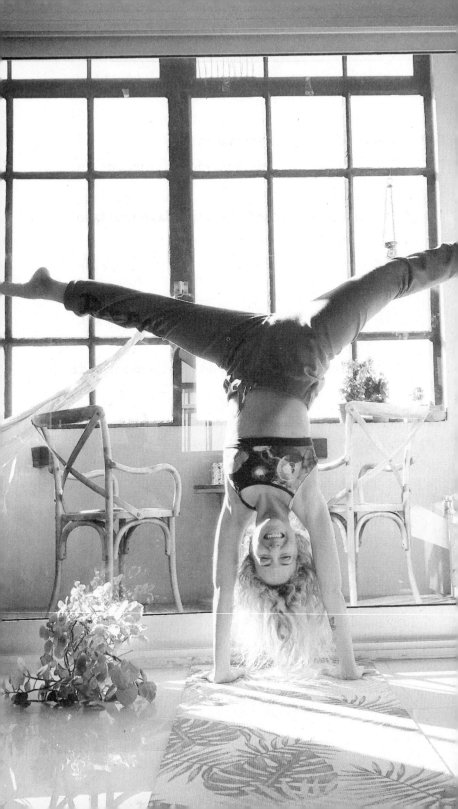

¿Cómo lograrlo? Práctica de la mañana

✳ Levántate cinco o diez minutos antes de tener que empezar a arreglarte.

✳ Siéntate en un lugar cómodo donde puedas estirar la columna hacia el cielo.

✳ Tómate un tiempo para entrar en contacto con las sensaciones de tu cuerpo físico.

✳ Ahora es momento de ir a tu mente: tranquilízala, concéntrala en la respiración.

✳ Cuenta del uno al diez (inspirando y espirando en cada número) y luego cuenta hacia atrás (del diez al uno).

✳ Junta las manos sobre el corazón y pregúntate cuál es tu deseo para este momento.

✳ Visualízalo entero: sus formas, sus colores, su lugar, sus personas, su ritmo.

✳ Si es una frase o una palabra, puedes repetirla y observarla, pero siempre de modo afirmativo, como algo que ya está sucediendo (por ejemplo: «Soy libre y poderosa»).

✳ Inspira y espira tu intención tres veces y sonríe.

✳ Empieza el día.

✳ Repítelo todos los días de tu vida.

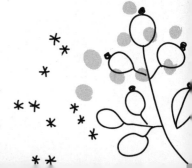

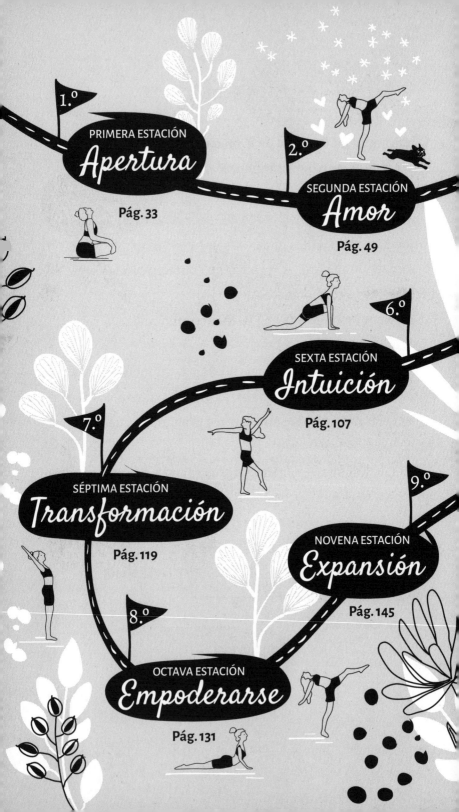

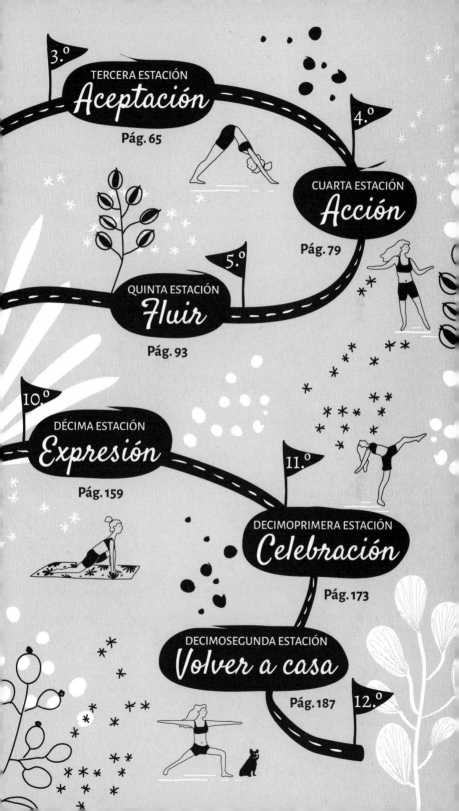

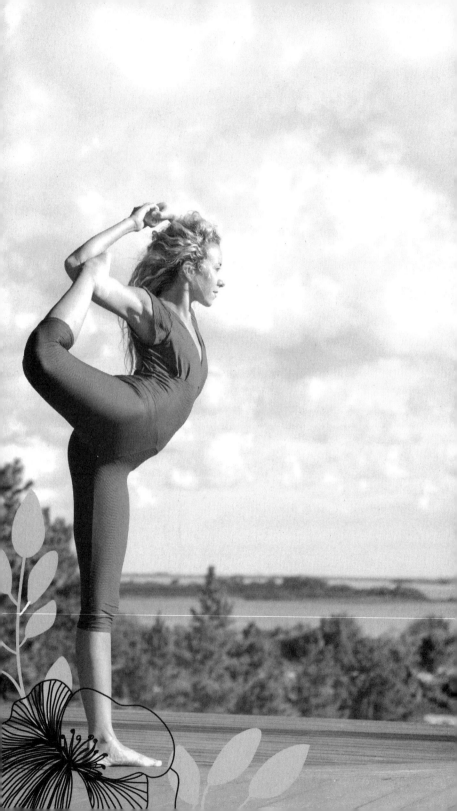

Apertura

—

«Para vivir una vida creativa,
tenemos que perder el miedo
a equivocarnos».

- JOSEPH CHILTON PEARCE -

*D*icen que solo quienes buscan encuentran. Yo añado que solo quienes se abren a una nueva vida y se animan a observar su corazón desde dentro logran transformarse. La apertura es la primera estación de este recorrido, porque te necesito con la mente dispuesta y los ojos bien abiertos para iniciar el camino para encontrarte contigo misma.

Los libros pueden ayudarnos; muchas veces hablan de situaciones con las que nos identificamos y pueden generar ideas y pensamientos que de otro modo nunca se nos habrían ocurrido.

El día que terminé de leer el libro *Sincrodestino*, de Chopra (que habla de sincronicidad), mi mente se abrió a reflexionar sobre cosas en las que nunca había pensado. Le escribí al autor, casi juzgándolo, y le dije: «Yo te pregunto, Chopra, ¿qué pasa con las almas que nacen y mueren a los pocos segundos? ¿Y con las injusticias sociales? ¿Por qué existen posibilidades solo para los pocos que nacen con un pasado kármico? La vida los hará sufrir hasta que descubran la sincronicidad o que tienen el mundo y el universo en sus manos y pueden cambiarlos».

En ese momento me di cuenta de que la respuesta estaba en la misma carta que escribía y que ese libro había despertado mi propia misión, la de acercar mi espiritualidad a todo lo que me rodeaba.

No hay nada que pueda formar parte de tu vida si no decides abrirte y animarte a que así sea. Cuando el corazón te duele, puedes mirar solo lo malo, encerrarte en ti misma, enredarte en tus caminos mentales y dudar de tu poder. O bien puedes abrazar el mundo, abrir mucho los ojos, regalarte el perdón, sonreír y empoderar tu espíritu.

Cada vez que le doy la bienvenida a una nueva alumna, le

pido un único favor: «Intenta no juzgar la práctica y ábrete al cien por cien a recibir». Luego le aviso de que al final de la clase hablaré con ella para saber cómo se ha sentido.

Es difícil no juzgar, pero para sentir y abrir los ojos a lo nuevo es preciso que les propongas la apertura a tu alma, tu mente y tu cuerpo, porque si no, se bloquean. Admiro a las personas que tienen la capacidad de mantener su mente abierta en cualquier situación, y trabajo constantemente para acercarme a eso. Cada día pido, entre mis intenciones, seguir abriéndome a nuevas posibilidades, a nuevas formas de ver la vida, ya que hay tantas maneras de percibirla como personas en este mundo, y no me las quiero perder.

Nunca dejamos de aprender. Por eso, como maestra, busco nutrirme y abrirme a nuevos modos de expresión todos los días: entreno, escribo, medito sobre lo que he entregado en la clase, si me he mantenido fiel a mi esencia y si lo he dado desde el corazón o desde la mente, para que mi trabajo no se convierta en una rutina y mantenga su magia. Creo que hay algo muy especial en invitarnos a soltar el control de nuestros pensamientos críticos, en particular los que juzgan y nos alejan de nuevas posibilidades.

Durante mi adolescencia me costó lidiar con mis padres (¿a quién no?). Que se hubieran separado me hacía pensar que no habían prestado suficiente atención al matrimonio. Criticaba a mi padre porque no me veía lo suficiente y a mi madre, por su novio nuevo, y eso me generaba un malestar constante. Un día, mi psicólogo me dijo que llevara a mi padre a la siguiente sesión. Después de resistirse un poco, mi padre me acompañó. A la semana, cuando volví, mi terapeuta me dijo: «Un buen tipo, tu padre, no veo nada de malo en sus pensamientos, él es así». Yo empecé con mi retahíla de quejas, pero él repitió: «Tu padre es así». Entonces comprendí que no todos iban a ser como a mí me gustaría que fueran, que no todos íbamos a pensar de la misma manera, que era yo quien tenía el problema con él por no aceptarlo como era.

No se puede cambiar a los demás, porque los demás son su esencia. Lo que uno puede hacer es abrirse a que el otro sea diferente, aceptarlo e intentar convivir con él de la mejor forma, viendo a cada ser humano con los ojos de la compasión. Los mismos ojos con los que te gustaría que te miraran a ti.

Cuando nuestra mente juzga, lo hace porque hay algo que desea en lo que ve, pero, en lugar de tomarlo como una oportunidad de abrirse a algo nuevo, uno se cierra cada vez más. Dejar de esperar que los demás sean como nosotros quisiéramos nos permite contemplar el mundo no con uno, sino con miles de ojos y, por lo tanto, aceptar otras realidades. Para mí, ahí radica la riqueza de la vida.

Puede que estés pensando: «¿Cómo consigo abrirme si siento que soy una persona cerrada?» y «¿Cómo dejo de juzgar todo aquello que no tenga que ver conmigo?»; incluso puedes estar dudando que este libro te sirva de algo. Me gustaría estar a tu lado en este momento porque yo también me hice esas preguntas. Mi intención no es que cambies lo que eres, sino que le agregues a tu vida ya valiosa algo que no imaginabas que podías tener.

Los viajes abren la mente y los idiomas nos ayudan a vincularnos con otras personas. Los animales, los deportes y los pasatiempos amplían nuestra capacidad de fluir creativamente. A través del medio que sea, la apertura solo traerá consecuencias positivas a tu vida.

Encuentro entre las páginas de mi diario íntimo de 2011: «Querido Dios y universo, necesito pediros un par de cosas importantes: que encuentre mi camino espiritual, que mi abuelo no se muera, que se estrene mi película en Dinamarca, que me dé igual el qué dirán y me entregue a ser lo que soy. Nunca bajar los brazos y seguir luchando..., porque el que resiste persiste». Comparto contigo este fragmento porque hablar de apertura, así como de intenciones y de temas «espirituales», sin nada tangible es muy difícil. Sé que suena un tanto cursi y hasta me da un poco de vergüenza, pero son mis experiencias y mi búsqueda las que me han llevado a estar hoy hablándote de cómo abrirte. Y tengo más...

Me acuerdo de las cosas que hacían que me sintiera un bicho raro en la adolescencia, experiencias dolorosas que hoy agradezco, porque fueron motores de cambio y evolución. Rememoro esa angustia no solo con mis emociones, sino con todo mi cuerpo, quizá porque soy muy sensible. Hubo una época en que sentía que nadie me entendía. Me sentía sola entre mis amigas, mi familia y mis maestros; solo la música, la soledad y la luna me permitían no salirme de mi esencia. Mis momentos de nostalgia y de querer estar en otro lugar que no era el que habitaba eran muy frecuentes. Entonces veía películas que me transportaban a un mundo paralelo del que no quería volver.

Sabía que algo no funcionaba, pero tenía la certeza de que algún día empezaría a hacerlo: esa fe absoluta y suprema me acompañó desde muy pequeña.

Siempre sentí que si yo deseaba algo con fuerza las cosas sucederían. Escribía mucho acerca de mis sueños, de mis aspiraciones como actriz, de encontrar el rumbo de lo que amaba hacer... Plasmaba en el papel una y otra vez el anhelo de que algún día me tocara la varita mágica del éxito y sucediera ese giro que tanto esperaba. También escribía acerca del amor, como si fuera una líder espiritual. «Me cansa y me irrita la gente que no puede soñar, que tiene límites», escribía, y siempre terminaba mis textos con una frase del tipo: «Pronto lo descubrirás. Fuerza, Dafne. Tengo la libertad de poder ser lo que soy, no hay nada que me frene ni que se interponga en mi camino. Encontraré nuevos aires para que mi vida se convierta en la que siempre quise». Se podría leer como una típica frase de adolescente, pero hoy me sigue pasando un poco lo mismo, aunque con mayor conciencia de que lo real es lo que sucede aquí y ahora y, mientras lo pueda teñir con mi propia magia, ¡mejor!

«The deeper the sensitivity, the greater the possibility of expression» (cuanto más profunda es la sensibilidad, mayor es la capacidad de expresión), me decía una profesora de teatro en mis tiempos en Los Ángeles. Ella ante todo ponía en juego mi sensibilidad y la exacerbaba en cada clase y en cada personaje que me tocaba interpretar. «Dafne, feel the rain in your body» (siente la lluvia en la piel), y me hacía imaginar que las gotas de lluvia me mojaban todo el cuerpo; y así como a los diez años creía en Papá Noel con su trineo, en el teatro oscuro de la avenida Santa Mónica una llovizna mágica caía a mi alrededor. Esto ocurría porque yo me abría a mi sensibilidad y a la firme certeza de que podía crear mis propios mundos, aunque se rompieran en mil pedazos al abrir los ojos.

Este poder de apertura hacia lo sensible e imaginario fue mi salvación, no solo porque me ayudó a adaptarme a los cambios que me fue trayendo la vida, sino también a construir mi viaje, porque no vemos el mundo como es, sino como somos.

Hace una semana volví de dar un retiro en Brasil al que asistieron mujeres de distintas edades y procedencias que ignoraban con qué se encontrarían. Me emocionaba el desafío de compartir información con personas que no tenían expectativas y estarían abiertas a lo que yo propusiera. Me preguntaba cómo lograría que se abrieran a conectar con sus deseos más profundos, pero fue fácil porque yo misma decidí abrirme a una nueva experiencia, la de no exigirme y trabajar con lo que fluyera (para mis niveles de exigencia, ese fue un paso de gigante). Para este retiro decidí ir a las bases de mi práctica: meditación, intención y movimiento, los tres pilares que me vinculan con mi esencia. Lo único que les pedí fue que trajeran una foto de ellas cuando eran niñas. Era el tercer día del retiro en Ilha

Grande y empezamos en círculo y observando las distintas etapas de nuestra respiración: inspiración, retención y espiración. Dejamos la mente en suspenso durante cinco minutos y luego continuamos con el ejercicio de la fotografía. Cada una tenía que presentar la foto contando los detalles que quisiera y luego responder qué les diría la personita que fueron. La infancia te habla, ahí las presiones no existen y los egos están en calma. «He traído esta foto en la que tengo cinco años y estaba en la playa con mis hermanos. Me gusta porque en ese momento mi vida era feliz. Con la vida adulta, me volví muy rígida y ella ha venido a decirme que nunca pierda esa sonrisa que tanto me caracterizaba», comentó Gaby. Muchas de estas mujeres no se conectaban con su niñez desde hacía quizá cuarenta años, pero al abrirse a su lado más lúdico, como la sonrisa, la alegría, la confianza y la fe, tuvieron la certeza de que siendo como son tienen suficiente para caminar por la vida.

A partir de encontrarse en un grupo variado y practicar la pausa, el movimiento, la charla amorosa, la escucha compasiva, y la conversación con su niña interior, se abrieron a conectar con ese pasado que no vino para que lo pisaran y olvidaran, sino para ser repasado (y recuperado) con alegría.

¿Te animas a observar tu pasado? ¿Qué te diría y qué te pediría que hicieras y cambiaras? ¿Con qué aspectos de tu vida te aconsejaría que volvieras a conectar?

Aquí entra en juego la importancia de la observación. Solo nos podemos abrir si nos miramos con detenimiento, si generamos una conexión con nosotras mismas e invocamos un deseo de transformación.

¿Alguna vez te has puesto ante el espejo y te has mirado a los ojos? ¿Te has perdido en tu mirada y te has preguntado quién eres? Con esa primera pregunta, el ser se separa del cuerpo y comprendes que eres mucho más que ese cuerpo, ese pelo; que lo tuyo no es tuyo, sino solo un vehículo para que tu espíritu se haga físico. Que eres algo mucho más vasto, profundo e intangible, un destello único en la vida. El fueguito de Eduardo Galeano.

No eres parte del universo, eres el universo entero. Ábrete.

No hay límites entre nuestro ser y el universo. Estamos constituidos por energía y constantemente compartimos porciones de nuestro campo energético con otros, lo que significa que todos estamos relacionados y conectados. Por eso sentimos la energía de la persona o del lugar donde estamos, porque realmente la vibramos. Y esto sucede con todos los seres vivos, aunque los animales nos sacan ventaja en el contacto con la naturaleza esencial de las cosas, que nosotros perdemos cuando desarrollamos el ego. El estrés nos produce el mismo efecto, nos aleja de visualizar y estar en armonía con nuestros deseos y nuestro poder interior.

Tú creas tus pensamientos, ellos generan tus intenciones y las intenciones forman tu realidad. Por eso elijo iniciar este libro con la propuesta de abrirte, ya que es una de las claves para que puedas encontrarte en estas páginas.

Abrirse significa confiar, y solo podemos confiar cuando sabemos que podemos cruzar ese puente.

La ecuación sería: observación = confianza = apertura.

Abrir el corazón implica llorar los miedos y dejar ir el pasado para abrazarse al presente. Implica reconectar con la sorpresa y el empuje para despertar en ti la intuición, que te ayudará a escuchar tu interior y a rescatar tu versión más auténtica. Pero antes habrá que pasar por varias estaciones.

Dice Robert Henri, en *The Art Spirit*: «Hay momentos en nuestra vida, en nuestros días, en que llegamos a ver más allá. Lo habitual se convierte en una visión. Esos son los momentos de mayor felicidad. Nuestra mayor sabiduría».

Después de nueve meses, en el avión de regreso de Los Ángeles, donde la apertura fue la fuerza que marcó mis veintidós años, escribí algo que le había comentado a Kristen Huffman, mi maestra inspiradora: «Mi mundo está abierto ahora y mis posibilidades son infinitas».

Se había despertado en mí el poder de apreciar que tanto el presente como el futuro estaban en mis manos. Y eso sucede cuando compruebas que puedes superar momentos duros y que tienes la capacidad de lograrlo por ti misma.

¿Has oído hablar de la resiliencia?

Cuando supe qué significaba, me propuse incorporarla a mi diccionario cotidiano. La resiliencia es el coraje de crecerse ante la adversidad. Es la capacidad de prevenir, minimizar, superar y adaptarse de forma positiva a situaciones difíciles de la vida. Después de tener un accidente automovilístico muy grave en el que podía haber perdido la vida, me pregunté mil veces por qué estrellarme estaba en mi destino y qué debía aprender de esta situación. Pensé en visitar a mi astróloga para saber de qué forma estaban alineados los astros ese día y descubrir qué tenía que cambiar en mi vida, pero decidí que no volvería a quedarme atrapada en el porqué de las situaciones, sino que continuaría abriéndome a que sucedieran.

En toda vida pasan cosas buenas y malas. Lo importante es atravesarla aprendiendo lo máximo posible, mirando hacia delante y perseverando, porque al final serás reconocida por la fuerza y el empuje con que hayas enfrentado las adversidades, porque esas mismas adversidades son las que te proporcionarán la potencia para seguir avanzando hacia una evolución que solo tú experimentarás.

Que tu resiliencia se traduzca en mantener tu autoestima alta y en desarrollar tu sentido del humor, en tolerar la frustración o los obstáculos que te pone la vida entendiendo que vienen para fortalecerte, en adaptarte a las circunstancias y en mantenerte abierta y sociable para conectar con otras historias que quizá empoderen tu vida. Confía en abrirte, ya que los únicos límites son los que tú te pones. Atreverte a cambiar de rumbo potenciará tu vida.

Es muy posible que esta primera estación tenga mucho que ver con ese consejo tan trillado, «Sal de tu zona de confort», pero quizá sea preciso para ti abrirte a nuevas experiencias y darles la bienvenida a las preguntas sobre lo más básico de tu vida. Anímate a cuestionar tus creencias: ¿Qué es eso?, ¿Qué significa?, ¿Cómo lo logro? Creo que nuestra mente tiene un chip que le indica cómo son o deberían ser las cosas, un chip determinado por el lugar donde nacimos, la educación que recibimos, los círculos que frecuentamos y los condicionamientos sociales que ya no podremos cambiar.

Me gusta desafiar estos mensajes, pensar si llegará el día en que pueda detenerlos y dar descanso a mi mente de pensamientos, ideas y proyectos. Para eso empecé a practicar ciertos ejercicios que apuntan a ampliar mi capacidad de hacer actividades rutinarias: lavarme los dientes con la mano izquierda; sentarme del lado izquierdo en las clases de yoga (me di cuenta de que siempre me sentaba del derecho) y descubrir que desde ahí puedo ver un árbol hermoso con florecitas blancas por la ventana; pedirme un té en lugar de café con leche; y taparme los ojos para comer o paladear nuevos sabores. ¿Qué tal si empiezas una actividad nueva? ¿O si pruebas a bailar y poner en movimiento nuevas partes de tu cuerpo? Tienes todo un mundo de posibilidades para elegir cómo quieres vivir el hoy, el mañana y, en consecuencia, toda tu vida.

Tíñela de colores y experiencias que la potencien. Modifica los caminos para llegar a los mismos lugares y para ver y sentir la vida de maneras diferentes. Además de sonreír, agradecer y expresarte, anímate a probar cosas que eleven tu alma y te ayuden a cambiar poco a poco algunos hábitos. Te sentirás abierta y descubrirás una nueva forma de transitar la vida, condimentada con una pizquita de picante.

Si de repente sientes que la sangre te corre por las venas y te invade una repentina alegría, si te cuesta menos sonreír y ya no sufres tanto por tus problemas, si descubres una nueva pasión o conoces a alguien que le añade valor a tu vida..., todo eso serán señales de apertura. Declara tu intención cada mañana: «Me abro al mundo para verlo no con uno, sino con miles de ojos».

Cada día prometo abrir los ojos pensando en una nueva oportunidad. Cada día prometo caminar firme, proyectando mi mejor versión. Cada día prometo sonreírme y sonreír a los demás, incluso a los que no me devuelvan la sonrisa. Cada día prometo amarme, respetarme y aceptarme. Solo así podré contribuir al mundo.

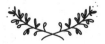

«SIENTE LA LLUVIA

EN LA PIEL».

DEBERES

**Escribe diez cosas a las que te quieras abrir
y de qué forma lo harías.**

Ábrete a la vida con este ejercicio:

✳ Siéntate cómoda en un rinconcito de tu casa donde entre algo de luz.

✳ Inspira por la nariz abriendo el pecho hacia delante.

✳ Suelta el aire por la nariz llevando el torso hacia atrás y encogiendo el ombligo hacia la columna.

Repítelo ocho veces.

Al inspirar, repite mentalmente: **«Me abro al mundo».**

Al espirar, repite mentalmente: **«Suelto lo que ya no necesito».**

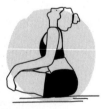 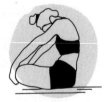

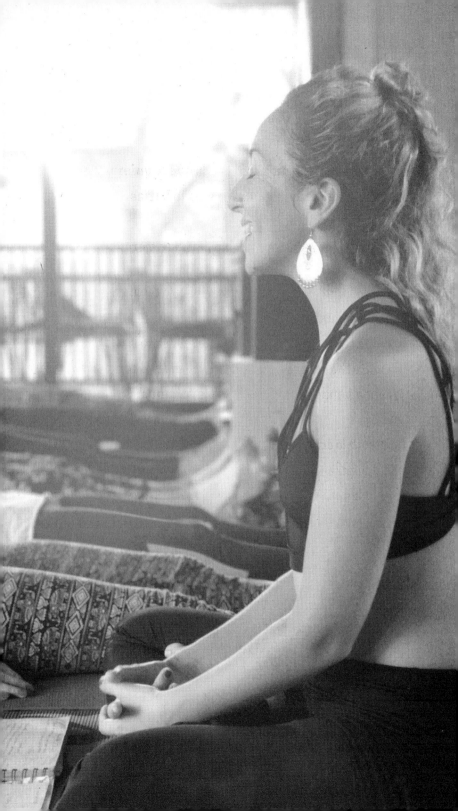

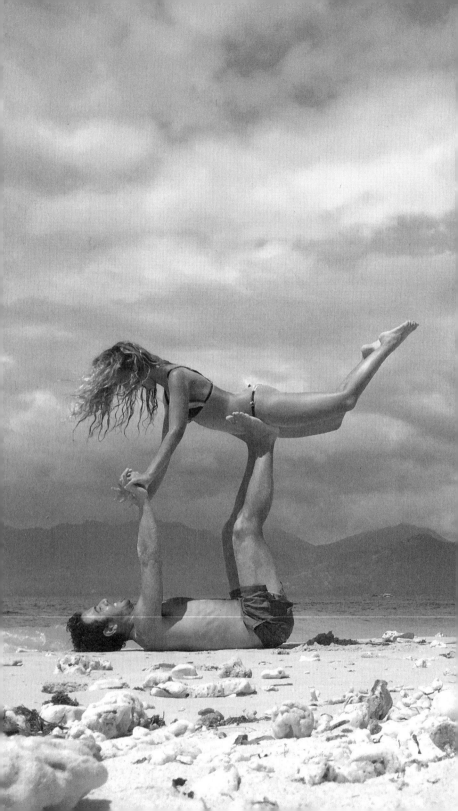

Amor

—

«Mereces un amor que te escuche cuando cantas, que te apoye en tus ridículos, que respete tu libertad, que te acompañe en tu vuelo, que no tema caer».

- FRIDA KAHLO -

*P*ara vivir en armonía con nosotros mismos y nuestro entorno es necesario reflexionar sobre qué es el amor, cómo cultivar el amor propio y cómo amar a los demás.

Por eso nuestra segunda estación es el amor, o, como me gusta llamarlo, la amorosidad. El amor es el motor que permite que el mundo gire. Al principio del libro te explicaba que para mí todo lo que existe se origina *desde* y *con* la intención, y a esto añado que amar es fundamental para crear. De hecho, el amor nos da la vida: nacemos de la unión carnal de dos almas que, por lo general, comparten una relación amorosa. Por lo tanto, el amor será siempre la energía del corazón.

Esa energía, que funciona como combustible, nos permite transformar, cuidar, respetar, expandirnos, descubrir nuestros talentos y amar a los demás y al mundo, aumentando de ese modo ese recurso natural con el que nacemos.

Siempre habrá tantas maneras de interpretar, expresar y transmitir el amor como almas transitando este planeta. Los Beatles decían: «And in the end, the love you take, is equal to the love you make» (y al final, el amor que recibas será igual al amor que des), una ecuación que, a mi modo de ver, es perfecta. Fueron sus canciones las que me estimularon desde el principio a conectar con la danza. Todavía me acuerdo de que, cuando mis padres se estaban divorciando, me tatué una clave de sol en su honor y, con mis ahorros, me compré la primera guitarra electroacústica.

Mi amiga Luchi era punk y andábamos juntas todo el día. Los fines de semana íbamos hasta la avenida Cabildo para coger el autobús 67 y asistir a la actuación de las bandas tributo que tocaban en The Cavern, en el paseo La Plaza. Bebíamos gin-tonic y nos sentíamos mayores.

Esas canciones y esa compañía me ayudaron a sanar y vivir

con más calma el mal trago de un modelo familiar que se desmoronaba. Me imagino que tú también has encontrado en alguna ocasión la manera de sobrellevar una situación difícil; te propongo que trates de recordarla. Es importante que seamos consciente de cómo nos fuimos salvando de las situaciones que nos rompieron el corazón o, por lo menos, la ilusión.

Mi primer vínculo con el amor propio fue en 2009, cuando me di cuenta de que uno puede entretenerse solo, aprender solo, incluso abrazarse. Yo tenía miedo a la soledad, pero ese año percibí que no había que temer a la soledad, sino aprender de ella, que estaba recorriendo una parte del camino sin haber encontrado aún a la persona adecuada. En ese entonces el gran interrogante era si la hallaría o si tal vez estaba cerca y yo no quería verla (porque a veces da más miedo enamorarse que estar solo). Me preguntaba qué sucedería si me quedaba anclada en el pasado, si no podía despegar. El paso del tiempo me ayudó a reconocer que ya había despegado, que me sentía libre y oxigenada. Entonces pude empezar a hablar del amor, cuando fui capaz de comenzar de nuevo, de seguir alguna estrella o, por lo menos, de intentar imaginar.

Si nuestra vida tuviese algo que funcionara como sustrato de crecimiento para las almas —como la tierra para las plantas—, eso sería el amor propio. Muchas veces no lo sentimos, no sabemos lo que es. Y esto puede afirmarse en cualquier edad y género, con independencia de la clase social y la historia. Cuando no tenemos amor propio, solemos tropezar con la misma piedra, como si darnos cabezazos contra la pared no fuera suficiente. No aprendemos de las emociones que nos desencajan, no podemos seguir adelante porque nos quedamos atrapados en el pasado, en el «¿Qué habría ocurrido si...?, ¿Cómo sería mi vida si hubiese hecho las cosas de otra manera?».

Uno de los primeros pasos para empezar a amarse es comprender que el pasado es pasado y el futuro es futuro. El presente es lo único que tenemos: el hoy, el aquí y el ahora; es el único momento en el que estás vivo. Lo que pasa en el presente es lo que se tiene que disfrutar y vivir.

La vida tiene sus vaivenes. Los cambios suceden, tanto si nos gusta como si no. La rueda gira, es inevitable, y está bien que así sea. Por tanto, no es tan importante descubrir por qué pasan las cosas (¡porque van a seguir ocurriendo!). El tiempo que invirtamos en analizar por qué pasan las cosas quizá nos sirva para acallar ciertos cuestionamientos, pero no para superarlos. Tal vez la clave sea capitalizar esas situaciones y crecer. Es importante revitalizar la vida ante cada revés, revalorizar el presente y nuestras posibilidades. Lo único que generará la transformación es la fuerza interior que tengamos para salir adelante. Siempre hacia delante, sigamos cultivando nuestra fuerza interior, nuestro don más poderoso.

Para empezar a pensar cómo queremos orientar nuestra vida es importante encontrar el amor propio. Sin este sentimiento hacia uno mismo no hay paz ni armonía; y sin ellas, no hay conexión, por lo que uno se queda solo en un mundo lleno de personas. Seguro que alguna vez te has sentido sola a pesar de estar rodeada de gente. ¿Por qué no puedes ver el amor que te rodea? Porque no vives desde el amor propio, no cultivas tu propio amor, el más relevante de todos, el que te ayuda a no perder las mil y una posibilidades que se te presentan y a contemplar la vida como una oportunidad para evolucionar sabiamente y disfrutar del viaje con conciencia.

Tener amor propio significa darte tiempo para que eso suceda. Cada momento que me dedico es un regalo; por eso busco, freno, considero y retomo. Cuando hablamos de volver al hogar, nos referimos a un lugar interior, a ese espacio en el que un sentimiento o pensamiento puede conservarse sin que sea interrumpido. Ahí es donde guardamos el amor propio. Por eso me gusta decirles a mis alumnas que deben mantener encendida la llama que vive en cada una, ese hogar que será siempre inaccesible para los de fuera, pero completamente accesible para ti.

Te propongo un ejercicio: imagínate en el plexo solar una casita como esas que dibujábamos en el parvulario, con techo de tejas, la puertecita y la ventana. Imagina que entras por la puertecita y ves un fuego encendido en el hogar de leña, y ahora imagínate alimentando esa llama día tras día, para que nunca se apague. Mantener la llama encendida es alimentar tu amor propio, tu deseo y tu pulso de vida todos los días. Al final, la cantidad de amor que tengas para ti (y el motivo por el cual estás en este viaje) determinará la calidad de tus actos y, en consecuencia, la calidad de tu vida.

Por eso te animo a enamorarte de todo, pero lo primero, de ti. Cultiva las flores que quieras, pero antes aprende a cultivarte a ti. ¿Qué hay de malo en honrar mi cuerpo todos los días de mi vida? ¿Qué hay de malo en decirme cuánto me amo y cuánto me respeto y cuánto disfruto al mirarme en el espejo y exclamar: «¡Soy una mujer increíble!»? ¿Qué hay de malo en darme las gracias a diario por ser lo que soy y tener la valentía de salir a este mundo lleno de maravillas, pero también de trabas?

Soy una mujer que se empodera día a día, y eso ya me hace una mujer más sensible y más fuerte. Voto porque salgamos al mundo compartiendo lo que somos, amándonos sin reservas, sin miedos. Gritemos a los cuatro vientos lo que nos gusta y nos fortalece. Porque solo amándonos incondicionalmente podremos amar a los demás y disfrutar la vida como ella se merece. Que el amor por ti misma se manifieste en los días, los momentos, los colores, las posiciones, en que nos vistamos como queramos. En que no permitamos que nos juzguen. Regalemos amor, sonrisas, cabelleras al viento, que nada ni nadie te aleje de lo que eres, porque eres lo mejor que puedes ser. Es cosa tuya. Yo canto a enamorarme de todo como me enamoro de mí misma.

Miguel Ruiz tiene un libro fantástico que se llama *Los cuatro acuerdos* y que recomiendo mucho. Hay un párrafo que habla del amor propio y dice así:

> Hoy, Creador del universo, te pido que nos ayudes a aceptarnos a nosotros mismos tal como somos, sin juzgarnos (…). Que cada acción, reacción, pensamiento y emoción se fundamenten desde el amor. Ayúdanos a aumentar el amor hacia nosotros mismos hasta que todo el sueño de nuestra vida se transforme, y el miedo y la desdicha sean sustituidos por el amor y el júbilo (…). Que el amor propio que nos tenemos sea fuerte como para romper todas las mentiras que nos hicieron creer (…). Permítenos transformar todas las relaciones que tengamos empezando por nosotros mismos. Concédenos el poder de amar incondicionalmente. Ayúdanos a disfrutar de la vida, de las relaciones, a explorar la vida, a arriesgarnos a estar vivos y a no vivir más con el miedo al amor. Permítenos abrir el corazón (…).

Siempre cuento que, cuando conocí a mi marido, yo estaba saliendo con otro. En aquel entonces me gustaban «los chicos malos». La relación era turbulenta, una de esas relaciones llenas de dudas y altibajos en las que nada fluye. Una de esas uniones que dejas y retomas mil veces porque crees que puedes y tienes que cambiar al otro, hasta que un día caes en la cuenta de que no es posible. No se puede transformar a nadie si no quiere.

Nico, mi marido, es muy bueno, de esos que te regalan bombones en la primera cita y te abrazan y te besan, aunque a veces creas que son un poco pesados. No lo veía para mí porque era demasiado dulce. Pasó el tiempo y, como estaba tan ensimismada, tan confundida, porque creía que el amor era complejo y lo de tomarlo y dejarlo era normal, en resumen, por estar atascada en el pasado, casi me lo pierdo.

No es posible salvarse si uno no quiere ni le interesa que lo salven. ¿Qué hacía yo pregonando lo que no practicaba? Gracias a este universo tan sabio, y a mí misma —que decidí detenerme y mirar en mi interior—, presté atención a mi amor propio por primera vez en muchos años.

Lo vi, lo vi como príncipe y como sapo, porque así es como debe ser, y me entregué. Entonces, casi por arte de magia, se abrió para mí un mundo nuevo en el que mis creencias se esfumaron, y entre los dos construimos nuestras leyes en función de nuestra esencia. La entrega es un eje fundamental en el amor.

Aplaudo a los valientes que se animan, a los que están en la búsqueda y a los que lo sufren, porque todo es parte de la vida. El amor no es un estado, sino una construcción. Es renunciar a algo tuyo por el otro, respetar, aceptar y agradecer. Es abandonar el egoísmo, aprender a hablar y escuchar. El amor es hacia las cosas y hacia los vínculos. Es hacia lo pasado (pisado) y hacia el ahora, hacia los demás, pero, sobre todo, hacia ti.

Para amar a otro tienes que empezar por amarte a ti misma. ¿Cuántas veces tenemos la oportunidad de mirarnos al espejo y amar lo que vemos? ¿Cuántas veces podemos impedir que nos invadan presiones, dudas, complejos, debilidades y miedos? Aunque parezca imposible, la decisión de amarnos viene de la mano de la de cuidarnos, protegernos, respetarnos, evolucionar y seguir adelante. Amarte de verdad será lo que encauce la energía hacia la transformación que iniciamos en la primera estación, la apertura.

Si quieres que el universo te acompañe, acompáñate tú también. Aprende qué te beneficia y compártelo. Reconoce el silencio como pausa para conocerte y descubrirte. En la pausa podrás observarte con compasión. Al sentir compasión, aprendemos a respetar. Respetar nos pone en sintonía. Si estamos en sintonía, estamos en armonía. Y donde hay armonía, hay amor. Solo así podrás cuidar a los demás. Una condición fundamental para amar es tu propia presencia.

Empieza el día con este ejercicio:

1. Siéntate en un lugar cómodo. Cierra los ojos, inspira y espira cuatro veces.
2. Une las manos sobre tu corazón y vuelve la mirada hacia dentro.
3. Inspira hondo y espira: *«Yo me acepto»*.
4. Inspira hondo y espira: *«Yo me amo»*.
5. Inspira hondo y espira: *«Yo me celebro»*.

¿Cómo te das cuenta de que te estás amando de una forma sana?

Empezarás a tomar buenas decisiones, que estarán alineadas con tu esencia y tu espíritu, y con todo aquello que realmente creas que es bueno para tu vida. Muchas veces pensamos que amar mucho es poseer. Debemos comprender que amar mucho es hacer que la otra parte se sienta libre, es empoderarla con esa libertad, es dejar que vuele y cree su propio mundo, que terminará por converger y darle un nuevo valor al tuyo.

Últimamente, me he dado cuenta de que, cuanto más amaba a la otra persona, más me costaba dejarla ir. Recuerdo algunas relaciones: el ir y volver, dudar, intentarlo de nuevo, frustrarme, arrepentirme y creer que era posible aun sabiendo que no funcionaría. Y cuando eso sucede con mis seres queridos, veo que me cuesta igual. Es una regla que se aplica a todo lo que amamos. Pero amar incondicionalmente es amar en libertad y confiar en que, mientras esas dos almas estén unidas por las fuerzas del amor, ni un huracán podrá acabar con esa energía. Eso es el amor honesto, el que te unirá para siempre al otro; puede mutar y sufrir transformaciones, pero siempre será parte de ti. Por tanto, céntrate en amarte lo bastante para poder amar libremente a la otra persona.

Escuchemos a los budistas

El budismo considera que la comprensión permite el nacimiento del verdadero amor. Thich Nhat Hanh, sabio budista, decía que el verdadero amor solo trae felicidad, nunca te hace sufrir. Si la comprensión es reconocer la fuente del dolor y el sufrimiento en uno mismo y en el otro, solo comprendiendo al otro seremos capaces de amarlo. Decía: «Si no entendemos a quien le estamos ofreciendo lo que nosotros consideramos amor, cuanto más lo amemos, más lo haremos sufrir». Y nos instaba a preguntarnos: «¿He sido capaz de comprender las dificultades y el sufrimiento de esa persona?, ¿he sido capaz de observar la fuente de ese sufrimiento?».

En uno de sus libros me encontré con esta secuencia que decidí poner en práctica y que me ayudó a entender el amor como un eje fundamental del que dependen todas las facetas de mi vida.

Las cuatro nobles verdades

Identificación del sufrimiento. Reconocer que estamos sufriendo. Vivimos en tiempos en los que todo sucede deprisa, en los que no acabamos de saber qué nos pasa porque vivimos actualizados de información ajena y completamente desactuali-

«Concédenos el poder de amar incondicionalmente. Ayúdanos a disfrutar de la vida, de las relaciones, a explorar la vida, a arriesgarnos a estar vivos, y a no vivir más con el miedo al amor... Permítenos abrir el corazón...».

- MIGUEL RUIZ -

zados de información propia. Enfermamos y nos atiborramos de medicamentos porque nos negamos a aceptar que el cuerpo necesita frenar, la mente pide con urgencia un descanso y el alma quizá esté reclamando a gritos una ojeada para ver cómo está hoy. Reconocer es dejar de negar, y eso es mucho.

Observación de la naturaleza y raíz del sufrimiento. Un psicólogo me hacía mantener un diálogo entre mi mente y mi corazón cada vez que entraba en conflicto. Yo solía ponerle una voz a cada parte, y así entendía a cuál de los dos le pertenecía este sufrimiento. Muchas veces confundimos sentimientos con emociones, creencias y —peor aún— opiniones ajenas, que asumimos como propias «por si acaso». Entender de dónde procede nuestro sufrimiento nos ayudará a reducir el estrés que genera la emoción.

Transformación, el camino que conduce a la transmutación. Una vez que reconozco lo que me está pasando y que veo con claridad de dónde viene el sentimiento y por qué ha surgido y se ha expresado así es tiempo de transformarlo, comprendiendo siempre que puede cambiar, transmutar hacia algo nuevo, y que eso dependerá de mí y de mi poder interior para ver las cosas como son, aceptar, recalcular y redirigir mi energía.

Final del sufrimiento. El final es cuando cesa la sensación de opresión del corazón y estamos a gusto con nosotros mismos de nuevo. ¿Habrá mayor satisfacción que sentirse bien? No valoramos nuestra salud hasta que la perdemos.

La ausencia de sufrimiento es la felicidad, así como la ausencia de oscuridad es la luz.

Que tu intención sea amorosa

Convierte tu amor en un verdadero amor ilimitado. Vive la vida como una meditación en el amor hacia los demás y hacia ti misma. También hacia los animales, el trabajo, el hogar, la salud, la educación, el alimento y todo lo que hace que tu mundo sea posible hoy. Cuando veas el mundo con los ojos del amor, descubrirás que el amor se refleja en todas partes, tu corazón se hará cada vez más grande y tus posibilidades de amar serán infinitas. Y cuando sientas que has dejado de escucharte, cuando pierdas la conexión con tu amor propio, vuelve a crear ese canal, a observar y comprender, y busca la manera de generar una nueva forma de amarte y, en consecuencia, de amar a los otros. Será un trabajo más de todos los días, de toda la vida...

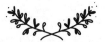

✓ *El amor hace que todo suceda.*

✓ *Un día sin risa y sin amor será un día perdido.*

✓ *Que todo lo que toques deje brillo. Que todas tus acciones dejen evolución. Y que tu corazón crezca como crece tu vida.*

✓ *Si pudiera jurar, le juraría al cielo que todo el amor que recibo va a ser igual a todo el amor que deje en el mundo.*

✓ *Que el amor propio resida donde te sientes flotar dentro de ti, donde te ves florecer y donde tu mente y alma puedan descansar.*

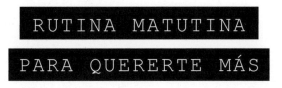

RUTINA MATUTINA
PARA QUERERTE MÁS

✓ Siéntate cómoda con los ojos cerrados.

✓ Inspira y espira por la nariz, contando hasta ocho.

✓ Expulsa el aire por la boca con fuerza. Repítelo cuatro veces.

✓ Llévate las manos al corazón, una mano sobre la otra sobre el pecho.

✓ Siente el ritmo del corazón. Quédate presente y respirando todo el tiempo que necesites.

✓ Ahora, recoge las rodillas hasta el pecho, abrázate con ternura y repítete la afirmación: «SOY SUFICIENTE».

¿QUÉ BENEFICIOS NOS APORTA?

Desacelera la mente.

Reduce la presión sanguínea y el ritmo cardiaco.

Calma tu cuerpo.

Te trae al presente y te ayuda a cultivar tu amor propio.

Escribe diez cualidades tuyas que te hagan única e irremplazable en este mundo. Déjalas en algún lugar donde las puedas ver todos los días.

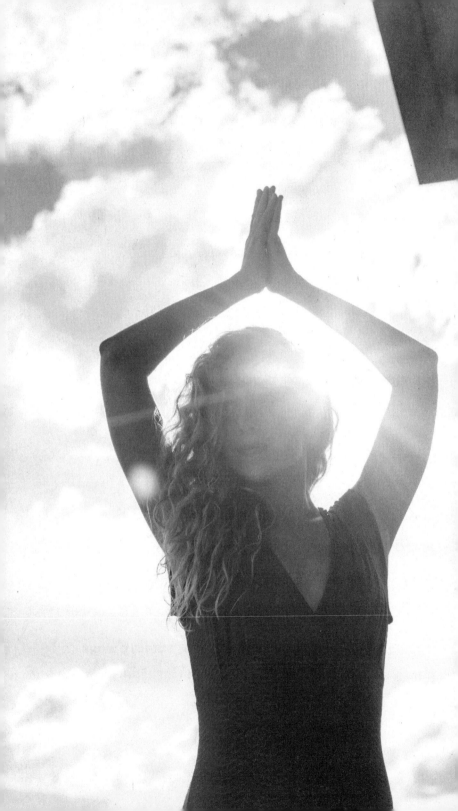

Aceptación

—

«Nuestro temor más profundo no es ser inadecuados. Nuestro temor más profundo es ser poderosos más allá de toda medida. Es nuestra luz, no nuestra oscuridad, la que nos asusta».

- MARIANNE WILLIAMSON -

*A*preciar algo grande en otra persona es apreciarlo en ti y esto solo es posible cuando nos aceptamos, que es la propuesta de esta estación. Es hora de reírte de tus «fracasos», confiar en ti misma, amarte más que nunca y defender tus virtudes con todo el corazón.

A mí me costó mucho aceptar mis talentos y dejarme guiar por lo que realmente quería. Cuando terminé el colegio y por fin tuve la oportunidad de encontrarme con mis deseos, me pasaba los días forzando las cosas que no sucedían de manera natural, sintiéndome un bicho raro. En lugar de estudiar actuación, me dejé tentar por lo que mis amigas elegían: universidades y carreras «serias». Me metí en Hostelería y Turismo y me convencí de que era la indicada porque me gustaba viajar (¿has visto la facilidad con la que de adolescente se toman esas decisiones?, ¿por qué no nos pasará también de mayores?). Me fue bien, saqué un nueve en un parcial de Contabilidad y me sentí orgullosa de pertenecer y de estar a la altura. No obstante, duré sesenta días como alumna de la facultad. Tener que fichar a la entrada y a la salida me estresaba; nunca se me ha dado bien acatar órdenes, excepto cuando van de la mano de mis deseos: sigo todas las reglas para ser una buena bailarina.

Hay una frase de Henry Thoreau que me viene siempre a la cabeza cuando me siento fuera de sitio: «Si un hombre no sigue el paso de sus compañeros, quizá sea porque oye un tambor diferente. Dejadlo marchar al ritmo de la música que oye, por distante y desacompasada que sea». Yo tocaba todos los tambores y quizá también todos al mismo tiempo, por la desesperación de ver en cuál encajaría. No quise hacer los test de orientación vocacional: yo ya sabía cuál era mi pasión, solo que todavía se enfrentaba con mis miedos, como ángeles y demonios.

Finalmente, decidí dejar la universidad y seguir mi instinto.

Muchas veces la liberación llega cuando nos encontramos solos con nosotros mismos, en cualquier lugar del mundo, cualquier día y a cualquier hora, si tenemos el corazón abierto y la mente despierta para reconocer ese estado. Como ya he dicho, empecé a estudiar Actuación y Dirección de Artes Escénicas, a la vez que me seguía formando con mis maestros de siempre, Lito Cruz y Julio Chávez. Bailaba ballet cinco horas por semana y hacía yoga para mejorar mi flexibilidad. Me acuerdo del día en que decidí ser maestra. Tenía veinte años, estaba en una clase de yoga a la que me había llevado mi madre y me dije: «Yo puedo enseñar esto, lo siento, lo sé». En cuanto llegué a casa, busqué en internet y encontré una academia que daba cursos intensivos (en seis meses). Saqué mi hucha, conté para ver si tenía suficiente y al día siguiente me matriculé para empezar. Mis amigas no lo entendían, ¡imagínate mi padre! Era una locura, pero como me lo pagaba yo, «que experimente la niña».

Empecé a dar clases mientras estudiaba. Las ganas de enseñar me salían por los poros: tener a alguien a quien transmitirle mi pasión me llenaba de fuerza. Ese era mi escenario, donde todos mis deseos —enseñar, actuar, bailar y practicar— se interconectaban de una forma especial; me sentía en mi salsa. Salía cada día a la ciudad con mi esterilla a cuestas para llegar a tiempo a cada casa con disciplina, constancia y perseverancia; y compartía con puro amor y pasión lo que sabía, como lo sigo haciendo, porque encontrarse con una persona dispuesta a recibir una práctica que sana la mente, el cuerpo y el alma es lo más gratificante que me puede pasar. Sin embargo, todavía no estaba contenta, seguía deseando triunfar como actriz: no me aceptaba por completo. ¿Y cómo reconocía que no me estaba aceptando? Me seguía presionando a ser mejor de lo que podía, me sentía fuera de tiempo y espacio constantemente, incluso estaba incómoda y ansiosa cuando actuaba y daba clases, como si no acabara de encontrar lo que buscaba.

Después viví en el extranjero durante un tiempo y mi actriz cumplió sus sueños. Pero a pesar de haber filmado una película internacional, que viajó por el mundo y casi quedó nominada a los premios Oscar, me volví a Argentina, donde era una artista del montón y donde a nadie le importaban ni mi película ni mis deseos. Entonces volví a encontrarme con la decisión de escuchar mi corazón, de sentir lo que el universo estaba poniéndome enfrente. Una vez más tuve que crear mi propia realidad y mi propio mundo, con sus reglas. Me costó. Dicen que después de un largo viaje el alma llega con retraso, que el cuerpo aterriza, pero que tu alma y su experiencia tardan un poco más.

Así fue como la frustración, el dolor y la angustia se convirtieron en partícipes de mis días. «Seguro que un día de estos me descubren como lo hicieron en Los Ángeles», me repetía, aunque nunca pasaba. Ya había comenzado a dar mis clases de Yoga Booty Ballet y me iba cada vez mejor. Se corrió la voz, y aunque daba las clases en un local pequeño donde el sonido no era bueno, a la gente le encantaban. «Dafne, deja de presionar a tu actriz, empieza a fluir por donde la vida te está dando frutos, confía en tus clases, regálale tu energía a lo que funciona. El resto de tus talentos aflorarán a medida que les quites presión», me dijo mi hermana Paula, y así fue. Me abrí una cuenta en Facebook y empecé a confiar. No necesité más inversión que mi tiempo y mi espacio, el deseo y la decisión. Al poco tiempo abrí mi blog, empecé a escribir y luego se sumaron clases, viajes y hasta una línea de ropa. ¿Te das cuenta de todo lo que puedes crear si confías en ti misma, si te aceptas como eres? Si sueltas los miedos, las ataduras, el deber ser y el pensamiento de que no eres suficiente, el poder interior comienza a abrirse a lo que el mundo te da. El objetivo es amarte lo suficiente para confiar en ti y aceptar tus dones para compartirlos con el mundo.

Hoy siento que estoy donde quiero estar. He comprendido

que atravesar el dolor de no encajar en el molde establecido lleva su tiempo y que solo una misma puede trascender y aceptar su frustración; de lo contrario, ese giro cuántico no sucede.

Como bien señala Robin S. Sharma: «En el fondo de cada corazón hay un lugar que conoce las respuestas a nuestras preguntas más importantes. Cada uno sabe su verdad y lo que necesita para crearse una vida extraordinaria».

El patito feo

Patito feo: resiste, sigue resistiendo. Haz tu trabajo. Encontrarás tu camino.

Hans Christian Andersen escribió el cuento de un patito al que nadie quería porque su belleza estaba escondida en su fuerza interior; sin embargo, él seguía adelante y superaba las dificultades. Con el paso del tiempo y con su fortaleza terminó siendo el cisne más hermoso y fuerte.

Alguna vez seguramente te has sentido un patito feo; y si no te ha pasado, no te pierdas esa posibilidad de conocerte desde otro punto de vista. Quizá fuiste un bebé rellenito y hermoso, pero yo nací un poco prematura y mi mamá me decía «cariñosamente» que parecía una ratita. Tal vez de niña eras pícara, o de las que lloraban todo el día o se portaban mal en el colegio. A lo mejor de adolescente te desarrollaste antes o después que el resto, tenías demasiada teta o estabas plana, o no eras tan «perfecta» como las demás. Me acuerdo de que una vez la directora de mi instituto de secundaria me dijo en su despacho: «Dafne, ¿por qué das tantos problemas? ¿Por qué no imitas a tus compañeras, que son obedientes y buenas alumnas?». Y aunque ya tenía la certeza de que su consejo era completamente incorrecto para esa adolescente, la miré fijamente a los ojos y por respeto no le contesté.

«Si un hombre no sigue el paso de sus compañeros, quizá sea porque oye un tambor diferente. Dejadlo marchar al ritmo de la música que oye, por distante y desacompasada que sea».

- HENRY THOREAU -

Hoy le explicaría sin vacilar que soy quien soy gracias a mi poder interior, ese que ella probablemente contribuyó a formar, como todas las experiencias de mi vida en las que me quisieron censurar, en las que me pidieron que imitara a los demás o que escondiera mis sentimientos o mis dones. Y le diría también que, gracias a que me mantuve firme, pude ver la vida como una oportunidad para defenderme y me construí a mí misma. Aprendí a pedir perdón, a advertir mis malos hábitos —que seguro que no tenían ninguna relación con que yo fuera distinta—, a tomar distancia para ver cuál quería que fuera mi destino. Mis padres me enseñaron a hablar con respeto y a defenderme. Si tengo una voz, ¿por qué no he de usarla?

Entre nuestras posibilidades existen tres opciones:

- Reconocernos como patitos feos, aunque no nos guste el nombre.
- Aceptarnos como tales y, en consecuencia, valorar lo que somos.
- Empoderar nuestras virtudes y talentos.

No es fácil sentirse diferente, pero ser real no tiene precio. Yo prefiero saberme auténtica antes que fingir toda la vida ser algo que no soy. Prefiero fluir en mi esencia antes que llenar el vacío con lo primero que aparezca o siendo sumisa ante la sociedad. Prefiero hervir por dentro antes que tener un alma congelada, porque nunca podemos mentirnos del todo.

Te pido que no apagues tu fuego creador, tu motor, lo que te mueva, lo que te transforme, lo que te motive, lo que te lleve a aceptarte por completo. Somos muy poderosas si nos animamos a ser nosotras mismas.

Clarissa Pinkola Estés afirma: «No solo hay que aceptar la propia individualidad, la propia identidad, sino también la propia belleza, la forma de la propia alma y el reconocimiento de que el hecho de vivir en contacto con esa criatura salvaje nos transforma a nosotras y todo lo que toca».

Belleza interior

> La belleza es un corazón que genera amor y una mente abierta.
>
> THICH NHAT HANH

Te propongo el ejercicio de encontrar tu belleza interior. Todo lo que somos se expone en cada paso que damos para avanzar o para retroceder. Nuestra belleza interior es el motor que nos hace ser lo que somos con autenticidad. Nos diferencia, nos enaltece, nos acompaña día a día con fuerza y creatividad. Este apartado es para demostrarle que es nuestra fuente más importante de amor y compasión. Celebro a las mujeres que desean sentirse y verse bellas, porque es el mejor estado en el que podemos estar. No me refiero a maquillajes, peinados o moda, sino a ser tú misma al cien por cien.

A veces le dedico una clase a la intención de encontrar la belleza interior. Invito a las chicas a hacerse una foto antes de la sesión y otra al terminarla. En general, para la primera foto posan sonrientes, agradables y arregladas. En la foto posterior intentan lo mismo, pero están sudadas, despeinadas y desaliñadas, tanto por fuera como por dentro. Entonces se arreglan el pelo, se estiran la camiseta o se suben los calcetines. Pero lo que más diferencia una foto de la otra es el brillo especial que tienen en la mirada de la segunda foto. Ahí donde son como son, cuando se quitan unas capas de presión de encima. Mi deseo es poder contemplar la pura belleza, la interior, la que estamos destinadas a buscar, encontrar y demostrar, ya que para mí la belleza interior reside en el cuerpo que está animado por dentro.

Al final del ejercicio me doy cuenta de que es una herramienta tremenda para conectarse con la belleza interior que me emociona, me impacta y me inspira.

¿Te animas? Prueba piloto: hazte una foto antes de llevar a cabo una actividad que exponga tu belleza interior, que te genere tanta felicidad que tu cuerpo y tu rostro se transformen. Pregúntate qué actividades te producen ese efecto: bailar, cantar, escribir, meditar, practicar yoga, nadar, cocinar, ir al gimnasio, hacer cerámica... No sé, ¡hay miles! Elige una actividad y anímate: notarás los cambios.

Empoderar la belleza interior se basa en la aceptación. Muchas veces me río con mis amigas hablando de esa etapa de la vida en que una mujer se reconcilia con su pelo. Yo tengo el pelo rizado y controlarlo siempre ha sido un problema. Más de una se sentirá identificada con mis tribulaciones: que si el champú y el acondicionador carísimos, la queratina, el shock, el bótox, el alisado con o sin formol, y los miles de variantes que existen. Nos sometemos a situaciones de película de Pedro Almodóvar en un peregrinaje por las peluquerías de la ciudad. Me causa gracia y tristeza que de la misma manera intentemos controlar nuestros espíritus. Por eso me acuerdo del momento en que acepté mis rizos, y aunque suene tonto, fue la liberación personificada: volví a ser yo. Y eso también fue parte de aceptar lo que era. Y cuando reconocemos lo que somos, lo que queda es intentar ser lo mejor que podamos ser, no solo para aceptarnos, sino para dejar de esperar de los demás.

Es un trabajo que lleva toda la vida, dado que somos ante todo mujeres en el camino. Pero es importante trabajar la aceptación, no solo para valorar tus talentos, virtudes y frustraciones, sino también para empoderar tu belleza interior, esa que solo tú posees. Solo cuando puedas amarte lo suficiente para poder amar a otro te abrirás al mundo con todo el respeto, el valor y la magnitud que eso implica. Observando al resto con mirada compasiva, entendiendo por qué a veces somos como somos, y no como a tu mente le gustaría que fueras y que fueran los demás. Porque nadie es perfecto, y tú tampoco. Nunca lo seremos. Solo te queda aceptar y buscar compartir lo mejor de ti.

La aceptación viene de la mano de observar lo que somos desde el interior y desde el exterior, valorarlo y, en consecuencia, llevarlo a cabo en la vida. Apuntemos a ser nosotras mismas, con lo que nos identifica, con lo que nos hace estar en nuestra salsa, inspirándonos en otros y estimulando a nuestro ser creativo. Que nada te invada, que nada te nuble. Sigue brillando como solo tú sabes hacerlo.

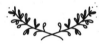

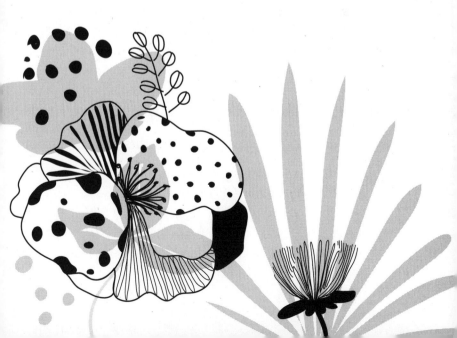

MEDITACIÓN DESDE EL CORAZÓN Y PARA EL CORAZÓN

✓ Busca un espacio cómodo donde no haya demasiado ruido.

✓ Siéntate en un cojín o cualquier cosa que ayude a que tus rodil caigan hacia el suelo.

✓ Cierra los ojos y respira hondo cuatro veces, inspirando por la na y soltando el aire suavemente por la boca.

✓ Junta el índice y el pulgar de cada mano y forma un triángulo con manos. Llévalo al centro de tu corazón.

✓ Deja las manos en esa posición. Inspira por la nariz contando ha seis y espira por la nariz contando también hasta seis. Haz cuatro clos así, y si te resulta cómodo, intenta alargar la respiración contar hasta ocho.

✓ Relaja el control de la respiración y observa cómo te sientes.

✓ Pregúntate: si pudieras sembrar tu corazón, ¿qué crecería de él?

✓ Escribe lo que sientas a partir de esta meditación del corazón.

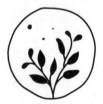

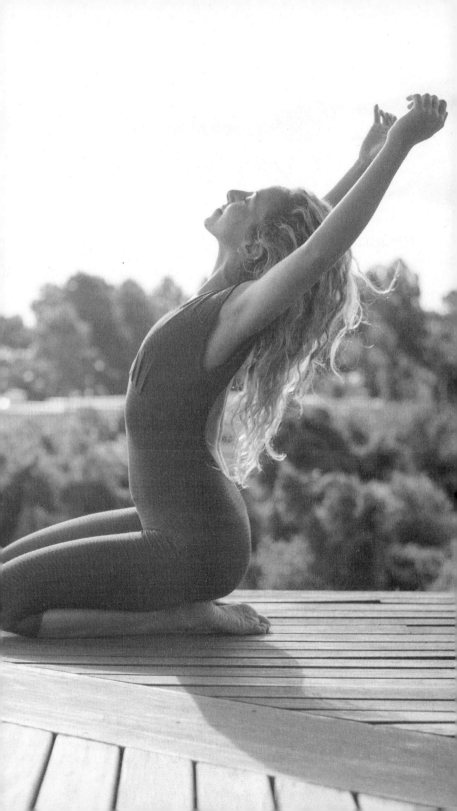

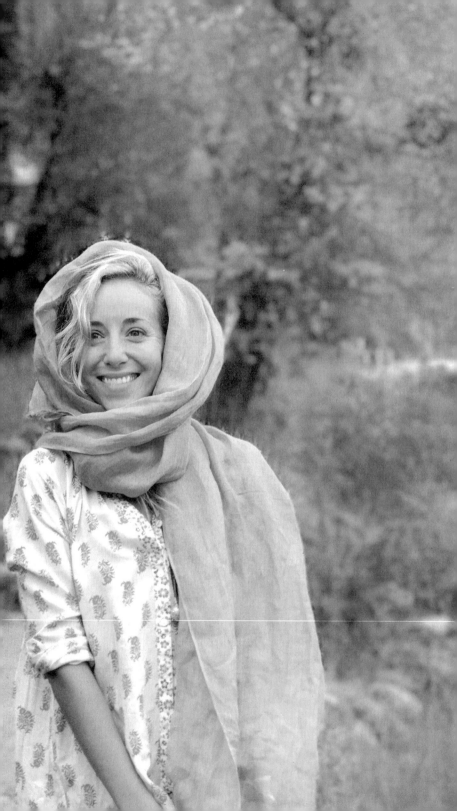

Acción

—

*«Hay una vitalidad,
una fuerza vital y una energía
que por medio de ti se traducen en acción,
y como hay un solo tú en todos los tiempos,
esta expresión es única».*

- MARTHA GRAHAM -

*L*eo la cita con la que empieza esta estación y me lleno de emoción y a la vez de tristeza. Esa misma sensación que sentimos cuando estamos a punto de tomar una decisión que no puede retrasarse más. Esa mezcla de euforia y miedo. Pero precisamente por eso traigo esta intención, por el deseo de empoderar tu capacidad de acción.

Ya sabes que, si tú no decides cambiar, eso nunca sucederá. Es necesario que te pongas objetivos y visualices tus deseos más profundos, porque eso es algo que nadie hará por ti. Si no te arriesgas por un sueño, ese sueño nunca existirá. No quiero presionarte, mucho menos exigirte, pero ya que estás leyendo este libro, quiero mostrarte las posibilidades enormes que se abren ante ti.

¿Te acuerdas de que en la primera estación te hablé sobre la importancia de las intenciones? Hace un par de años encontré un texto de Deepak Chopra que hablaba de ellas como «la fuerza que mantiene ordenada la información que se halla en la conciencia». Surgen en la conciencia cuando una persona se da cuenta de que desea algo y quiere conseguirlo. Por eso tus acciones se desarrollarán cuando tengas claro lo que deseas; una vez que lo sepas, puedes empezar a manifestarlo de varias formas.

Justo después de experimentar y analizar la apertura, el amor y la aceptación, estamos preparadas para poner en juego nuestra capacidad de acción. Para actuar necesitas una mente abierta, un corazón dispuesto a conectar con lo más profundo, su intuición y creatividad, y para que eso suceda, necesitas aceptarte plenamente, dejar de juzgarte.

Te propongo que pongas el ojo y el corazón en lo que tienes que trabajar, y que a partir de ahí te actives. La palabra «acción» debe llegar para preguntarte cuánta vida le dedicas a lo que te mueve por dentro. Quizá sea el momento de preguntarte cuánto tiempo te dedicas, cuánto le dedicas a la pausa, a tu creatividad o a una nueva actividad. El mes en que les indiqué a mis alumnas que se propusieran como intención la acción fue el siguiente a mi boda, y recuerdo cómo les dejé escrita la idea en la *newsletter* que les mando periódicamente: «Siempre soñé con viajar a la India y hoy lo estoy haciendo. Seguro que me pasarán muchas cosas que cambiarán mi forma de ver la vida y tendré que aprender a incorporar nuevos desafíos en mi día a día, pero si de algo estoy segura es de que actué para estar donde quiero estar». En el momento en que les llegó la *newsletter*, yo estaba en el Himalaya indio, meditando en una montaña con la certeza de que ese día me tocaba estar ahí.

Creo que todas las almas están de viaje y que todas en algún momento necesitan un empujón para avanzar en función de lo que ya tienen. Muchas veces contamos con habilidades y capacidades, pero no podemos usarlas, ya sea por miedo, por obstáculos internos o externos, porque estamos ocupados en otras cosas, porque sentimos que nuestro momento ya ha pasado, por los hijos o los padres, o porque es casi imposible salir de nuestra zona de confort. Siempre habrá un motivo si lo buscamos. Esas habilidades nos enseñan a vivir de esta manera, nos demuestran que los riesgos son peligrosos y que a veces es mejor no correrlos.

Nos educan diciendo que equivocarse está mal, y que si algo no sale como debía, quizá tú tienes la culpa. El vaivén entre lo bueno y lo no tan bueno es lo que vuelve interesante la vida. Antes creía que si te ibas de viaje un par de meses nada cambiaba. Hoy entiendo que esa es la mente tratando de reincorporarse a la vida que dejó, ya que en realidad la vida es el viaje y es inevitable que sufra transformaciones y redireccionamientos constantes.

El planeta está en cambio constante, y si él cambia, ¿cómo

no va a hacerlo nuestra vida? No sabemos lo que está pasando en la galaxia ahora ni tampoco lo que le está pasando a nuestro vecino, pero tenemos una certeza: la vida es el momento presente. Lo único real es el instante y lo que tienes delante, y no debes perderlo porque ahí está tu vida. Y sí, a veces es triste pensar que la vida es y será siempre un momento inexplicable, inalterable, fugaz, que ni siquiera las fotos pueden reproducir. Pero más nos vale actuar para estar donde deseamos estar y disfrutar de cada segundo que la vida nos regala.

Entonces, que la acción sea tu resorte para poner en marcha todo lo que se te pasa por la cabeza. Mientras permanezcan en el ámbito de la mente, las ideas solo serán ideas. Hay personas que tienen el don de transformar una visión idealista de cómo es o les gustaría que fuese el mundo en una realidad. Sin embargo, cuando leemos las vidas de los grandes maestros, se nota que tuvieron que poner fuerza, perseverancia y equilibrio interior para luchar por lo que deseaban o por lo que creían. Hace falta un alma insistente para alimentar el hogar de leña que reside en cada uno de nosotros.

En mis clases empezamos cada práctica generando *tapas*, una palabra en sánscrito que significa «calor» o «energía positiva». Juntamos las palmas de las manos, las llevamos al centro del corazón y las frotamos vigorosamente. La idea es que podamos transformar nuestra energía en energía positiva, para acumularla y que sea la que guíe y concentre nuestra práctica. Y llevado a la vida, te diría que para poder actuar en función de tus deseos debes generar *tapas* con disciplina, perseverancia y tolerancia, casi como un ritual, todos los días. No podemos pretender que las cosas cambien si nosotros no lo hacemos. Mucho menos esperar a que sucedan sin que las impulsemos. Generar *tapas* es sinónimo de invocar tu intuición y creatividad para realizar una acción desde tu poder interior, sin juicios ni críticas, y permitirle que fluya a través de ti.

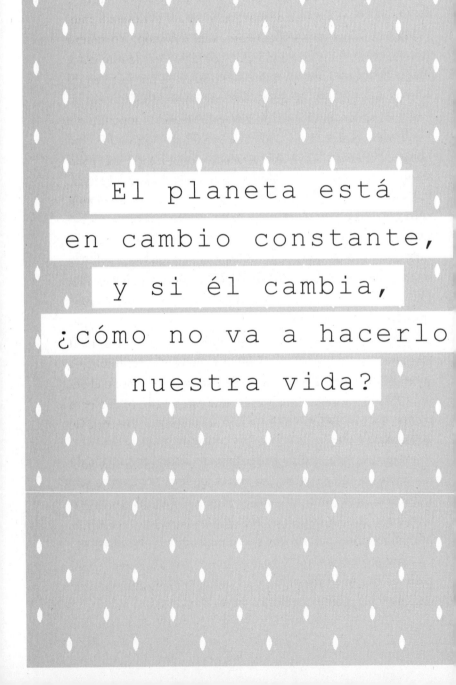

El planeta está
en cambio constante,
y si él cambia,
¿cómo no va a hacerlo
nuestra vida?

Mientras escribía este capítulo revisé mis diarios íntimos con el fin de saber cómo había actuado para sentirme alineada con lo que hago en mi vida: «Encuentro que a la gente le cuesta observar a través de los ojos. Como si tuviésemos miedo de transmitir un pensamiento, una emoción. Yo muero por transmitir, me apasiono por contagiar un sentimiento, siento la sangre correr a miles de kilómetros por hora en mi cuerpo, y la energía dando vueltas como un torbellino, sin saber por dónde salir, hasta que llega la liberación: poner un pie en el espacio escénico y contar. Contar hasta el infinito y no parar». Lo escribí a los veinte años y leerlo hoy me da la fortaleza para entender que, sin ser psicóloga, ni gurú del Himalaya ni un ser enviado por Dios —aunque creo que de alguna forma eso somos todos—, puedo estar contándote esta historia.

Escribo desde siempre, aunque nunca me fue fácil. Me apuntaba a talleres y los dejaba, pero con el tiempo volvía a las hojas en blanco, encontraba algo especial en volcar los sentimientos y verlos expresados. El día que abrí mi blog, *Lista para volar*, en realidad me sentía «lista para estrellarme contra el mundo de la crítica y el final de mi carrera como escritora». ¿A quién podía interesarle mi punto de vista sobre el amor o el deseo? ¿Y mis consejos para limpiar una esterilla de yoga o para ser feliz un viernes festivo? Pero dije: «Ya está, voy a hacerlo de todos modos». Mi poder de acción era fuerte.

Nunca en la vida me creí capaz de escribir un libro, y aquí estoy. Todo fue *tapas*: esfuerzo, perseverancia, acción y, sobre todo, fe en lo que tenía que ofrecer sin importar el juicio ajeno o la crítica, ni si a alguien que no fuera mi madre le iba a gustar (¡a las madres siempre les gusta!). Tampoco sé si lo que estoy escribiendo hoy te va a agradar, pero puedo asegurarte que mi entrega es auténtica y real, ya que nace de la llama que hace que mi fuego interno se haga fuerte.

Nuestro trabajo es precisamente soplar la llama que genera *tapas*; así se vuelve inmensa y transforma estas ideas en acción, en realidad. Si siempre has querido bailar y no te animas, hazlo. Si siempre has querido escribir un blog para contar tus viajes, prueba a poner unas palabras en la hoja. Si necesitas dejar atrás tu pasado, confía en que va a venir algo mejor, siémbralo en una maceta, quema esas cartas, suelta. Si quieres emprender, recuerda que nunca es tarde para empezar un nuevo proyecto. Yo siempre soñé con viajar a la India, pero siempre supe que llegaría el momento ideal. Fue en mi luna de miel, la más hippy del planeta, donde nos sumergimos en un submundo de pura enseñanza y las aventuras nos llevaron al centro del corazón. Fue en mi luna de miel cuando me cambió la forma de ver la vida y de algún modo empecé a sentir que este libro era posible.

Yo sé que actué para estar en el lugar donde quiero estar. Alcé mi voz, me expresé, me conocí y me frustré lo suficiente, hasta que me acepté y supe lo que necesitaba para empezar a trabajar en función de eso. Hay muchas maneras de hacer lo que quieres que no implican invertir un millón de dólares ni perderlo todo. Lo más importante es confiar lo suficiente en ti para empezar a bajar el deseo del escalón analítico y mental al de la realidad, el presente, el único momento en que estás enteramente viva. Empieza por diseñar cómo sería ese nuevo proyecto, para el que quizá tengas que desarrollar un plan de acción.

En mi plan de acción existen palabras clave:

MUSA INSPIRADORA
NO JUICIO
SUDOR
FLUIR
PERSEVERAR
FUEGO
MEDITAR

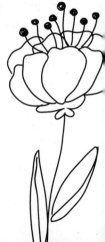

RITUALES
MÚSICA
MOVIMIENTO
HOJA EN BLANCO
LIBERTAD
AMAR
CANTAR

Cada vez que estoy por empezar cualquier acción recuerdo estas palabras que en mi vida son sagradas. Para todas mis acciones —que, en general, necesitan creatividad— hay un ritual, hay un tiempo de preparación, un momento, una pausa previa y un caos posterior. Cada acción tiene distintas etapas que son imposibles de saltar: preparación, entrada en calor, acción, fin de la acción, pausa. Es como si cada acto fuese una ola, que consta de un comienzo, un recorrido y un final. Y te digo esto para que entiendas que tus acciones tienen valor por sí mismas. Te exigirán tiempo, pero si estás alineada con ellas, llenarán tu vida de valor.

Quizá te estés preguntando cómo se actúa cuando no se sabe por dónde empezar. A lo mejor tienes la sensación de que no sabes qué quieres poner en acción. Puede que te resulte más fácil identificar cuál es tu deseo. O tal vez la respuesta sea una pregunta: ¿qué te impide actuar?

Muchas veces sofocamos nuestros deseos sin motivos válidos y no permitimos que sucedan. Quieres ponerte una falda de tul, le pides opinión a tu amiga y te dice que te queda fatal, que pareces una muñeca repollo. ¡Zas! Adiós a tu deseo. Y quizá eso era lo que querías parecer, pero ahora te conformarás con ponerte unos vaqueros aburridos, los que llevan todas, y saldrás a la calle como la mayoría de las personas, indefinida, mimetizada con la sociedad. De esa misma forma terminamos reprimiendo un montón de deseos, por la crítica o el juicio ajenos. Nos convencemos de que alguien ya ha hecho ese proyecto o lo va a hacer, y le damos crédito al otro, cuando ni siquiera nos permitió que desarrolláramos la idea. Matamos los deseos antes de tiempo. Me asusta pensar la cantidad de ideas transformadoras que dejamos pasar por miedo o por juicios, antes de volverlas acción. Por eso es importante tener un alma firme, que incluye algunas de las palabras claves que acabo de compartir contigo; un alma en armonía, en sintonía contigo misma.

Si tienes el deseo de actuar para volver reales tus ideas o sueños, primero tienes que mantenerte inspirada:

Conecta con tu niña interior: Como cuando eras pequeña y podías generar los mundos que quisieras, donde fuera que estuvieras. La escoba de la cocina se convertía en una escoba voladora, las cortinas del comedor se transformaban en paredes de una cueva prehistórica, tomabas el té con amigos invisibles, o Papá Noel bajaba en su trineo a tu patio (voy a jurar siempre que ¡lo vi!). Invoca a tu musa inspiradora, fíjate de qué modo te sirve la conexión. Abre el baúl de fotos viejas, busca una foto de cuando eras pequeña que te guste y obsérvala un rato. Recuerda cada detalle, dónde estabas, con quién, qué te estaba pasando por dentro, cómo vestías y qué significaba la expresión en tu rostro. Y piensa: si tu niña interior pudiese hablar, ¿qué te diría? Escríbelo.

No te juzgues: «El corazón tiene razones que la razón no comprende» (Blaise Pascal). Tendemos a analizar todo lo que nos pasa y por qué nos pasa. Pero dentro de las acciones hay un submundo de improvisación y creatividad que no siempre sigue las reglas de lo que está bien visto. No todo tiene que estar aceptado, no todo tiene que provocar simpatía y agradar. Nuestro inconsciente está lleno de perversidades que no necesariamente son malas: son lo que son. A la hora de crear no te juzgues. A medida que investigues y trabajes, irás desarrollando ojo para lo que está bien. Crear es como hacer psicoanálisis: en el diván vas contando situaciones casi por asociación, y de repente caes en el tema de tu vida y sales del consultorio llorando, con una sensación de ligereza que nada ni nadie comprenderá, excepto tu analista. No te juzgues, confía en tu intuición, esa que nace del poder de conexión con lo que eres, esa voz que te guía, la del corazón. Y no te pongas nerviosa, que esta búsqueda dura toda la vida.

Suda la camiseta: De todas las formas y colores posibles. Carl Jung dijo: «La creación de algo nuevo no se realiza con el intelecto, sino con el instinto de juego, que actúa por necesidad interna. La mente creativa juega con el objeto que ama». Si ya amas lo que estás creando, te saldrá de manera natural sudar por ello. Yo voy a mi clase de danza cansada, diciendo: «Hoy bailo poquito», llego y empiezo a aprender la coreografía, y de repente en mi mente se activa la fluidez que me genera esta acción y termino sacando energía de donde no sabía que había, y con un chute de endorfinas que vuelo. Cuando una creación es real, el esfuerzo, la perseverancia, la invocación de energía positiva y el sudor abundante son lo más natural del mundo.

Déjalo fluir: En inglés se dice «Let it flow», y es confiar en que lo que pase estará bien, dejar que las cosas pasen, como fluyen los ríos que alimentan los océanos. En mi caso lo utilizo para bailar como si nadie me estuviese mirando, como si mi cuerpo fuese un conjunto de olas que se mueven en masa de un lado al otro. No nos pongamos nerviosas. Seamos pacientes y veremos lo que la paciencia nos traerá. Que vivan las olas del mar, los cambios de dirección y los nuevos caminos.

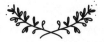

Elige una de estas acciones para empezar el día mañana:

MEDITACIÓN

✓ Se trata de una postura de meditación clásica.

✓ Siéntate cómoda. Cierra los ojos y realiza cuatro respiraciones profundas por la nariz. Tómate un tiempo para sentir tu cuerpo y respirar normalmente.

✓ Inspira y llena todo el torso de aire. Retén el aire un segundo.

✓ Espira soltando el aire por la nariz. Retén sin aire un segundo.

✓ Repítelo al menos cinco veces y contempla tu presente.

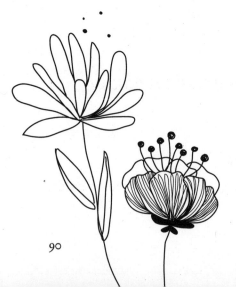

SECUENCIA DE YOGA

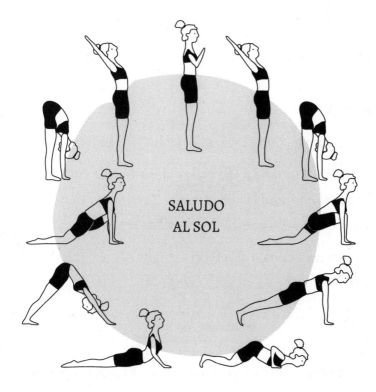

SALUDO
AL SOL

BAILAR

ESCRIBIR UNAS LÍNEAS SOBRE TU PRÓXIMO PROYECTO

La regla de los veintiún días:

Hazlo durante veintiún días y se convertirá en un hábito.

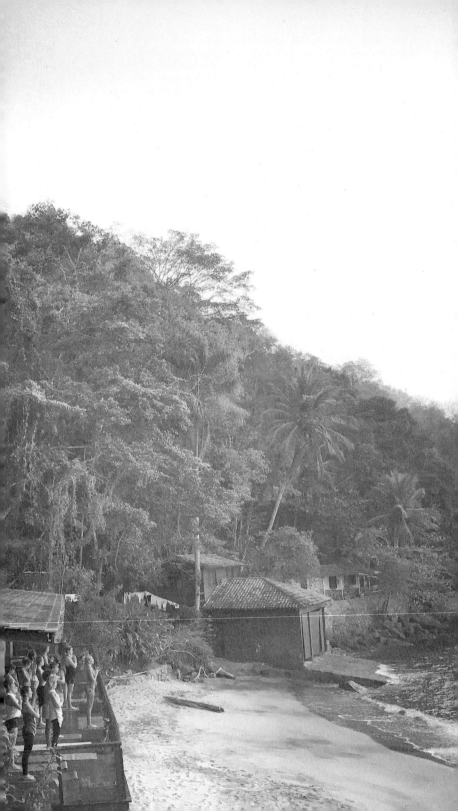

Fluir

—

«Deseo que hoy experimentes paz dentro de ti, que confíes en que te encuentras exactamente donde debes estar, que no olvides las posibilidades infinitas que nacen de la confianza en ti misma y en los demás, que utilices los dones que has recibido y que transmitas a otros el amor que se te ha dado».

- CLARISSA PINKOLA ESTÉS -

Mi vida cambió cuando empecé a escuchar a mi corazón. Hoy siento que cada día tengo el desafío de preguntarme si lo que percibo es verdadero y si las decisiones que tomo me empoderan. Siento también que debo entender los motivos que me llevan a hacer lo que hago y qué me pasa cuando estoy en mi trabajo. Y, por supuesto, si los pensamientos que tengo son reales o proceden de algún mandato familiar. Hay que tomar conciencia de las acciones y palabras que pronunciamos, de nuestros pensamientos y de lo que sentimos. Es ahí donde se ponen en juego la escucha y la confianza en ti misma. Solo de esa manera podrás hacer de tu vida un camino guiado por el corazón.

Cada ser humano tiene algo por descubrir en su interior. Por eso a veces se dice que es mejor dejar de buscar fuera y sumergirse en uno mismo. Es ahí donde reside la magia y hacia donde tenemos que volver la mirada. Todo lo que buscas está dentro de ti.

En este capítulo te propongo trabajar con una intención que toca de fondo: dejarnos fluir. O, dicho de otra manera, permitir que las cosas sucedan o, al menos, ver qué pasa si dejamos de controlarlas.

Una vez, en un curso, me aconsejaron que no «intentara», sino que «hiciera», porque decir «Voy a intentar ser puntual» no es lo mismo que «Voy a llegar puntual». En la segunda afirmación hay una predisposición. La misma lógica rige para las intenciones: donde una pone su atención, la energía fluye, y cuando eso pasa, te centras y te acercas más al objetivo: una vida en crecimiento. De ahí la importancia de direccionar, actuar y dejar fluir.

La vida es incierta y es preferible que nos relajemos a querer controlarlo todo y generar falsas expectativas que terminan por boicotear nuestra felicidad. Las cosas son o no son, y todo lo demás es producto de nuestra mente y nuestras inseguridades. Ten siempre presente que la vida se encoge o se expande según la confianza que tengas en ti misma. Eso sí que depende de ti.

A las intenciones las inspiramos y las espiramos para que el universo disponga. Todo lo que entra debe salir: si inspiro mi intención, debe encontrar un medio de expresión, y aquí volvemos a la estación previa en este libro: después de haber generado una acción, nos sentiremos preparadas para soltar nuestros deseos al universo y que se hagan realidad.

Puede que te estés preguntando: ¿Cómo me las arreglo para fluir? Estoy segura de que todas tenemos pequeños momentos de flujo, solo hay que aprender a detectarlos. A mí me pasa cuando bailo sin que nada me importe, o cuando estoy con amigas, miro el reloj y no puedo creer que hayan pasado tres horas; o mientras realizo una actividad que pone mi mente en blanco y encima me hace feliz. ¿Se te ocurre alguna acción que te genere esa sensación?

Hay un libro que se titula *Flow: The Psychology of Optimal Experience*, de Mihaly Csíkszentmihalyi, donde se define a este estado como «la manera en que la gente describe su estado mental cuando la mente está ordenada armoniosamente; gente que desea dedicarse a lo que hace porque le satisface en sí mismo». De ahí que «dejarnos fluir» no sea solo una frase de moda, sino también la posibilidad de que nuestra mente se olvide del tiempo y del espacio o se deslice como los peces en el agua.

Hace poco, en una clase utilicé un ejemplo infantil, pero simpático. ¿Has visto la película *Buscando a Nemo*? Hay una escena en la que el padre de Nemo se encuentra con una manada de tortugas que viajan en la corriente marina en la que él necesita estar porque lo llevaría al encuentro de su hijo perdido. Una tortuga le dice que está donde debía estar: «Es la corriente adecuada, disfrútala». Y para mí esa escena parece una invitación a fluir: ellas viven en ese estado de «suspensión», de dejarse llevar, gozar el trayecto, disfrutar el camino y pasar el proceso con la confianza de que todo será como tenga que ser. No es casual que esto suceda en una película infantil, ya que en la infancia es cuando nos dejamos fluir al cien por cien. ¿Por qué dejamos de fluir después? ¿Qué cosas nos limitan cuando crecemos?

Robin S. Sharma afirma:

> Uno puede comprender y relacionarse mejor con la mayoría de las personas si las observa como si fueran niños. Porque casi ninguno de nosotros, en realidad, crece ni madura tanto como suponemos. Sencillamente, nos hacemos más altos. Sí, es cierto, reímos y jugamos menos, y vestimos incómodos disfraces de adultos, pero bajo la máscara está el niño que siempre seremos, cuyas necesidades son simples, cuya vida cotidiana sigue siendo descrita mejor por los cuentos de hadas.

No sé quién tendrá la culpa, si la edad adulta, la existencia, nuestra mente o nuestro espíritu estresado por las presiones, pero es urgente que recuperemos la fluidez y ensalcemos aquellas actividades que nos invitan a fluir.

Hay que animarse a dar el gran paso que implica desprendernos de aquello que nos estructura y no nos permite soltar el pasado; reconocer la fortaleza e inspirarse para descubrir nuevas formas de andar; aprender que la vida es una fiesta y que el amor está a nuestro alrededor todo el tiempo. Cuando te exijas respuestas y tu mente no pare o cuando tu corazón explote de dolor y tu memoria te juegue en contra, déjalos fluir.

Solo soltando el control y abrazando el presente podrás entrar en contacto con el flujo de la vida, con la sorpresa. «Mi camino me está llevando hacia donde mis intenciones me guían», me repito cada día. Si una cosecha lo que proyecta, las posibilidades son infinitas, no desde la mente, sino desde el corazón. Anímate a fluir como fluyen las corrientes, los peces, las tortugas y las emociones. Tírate en plancha y deja que la vida te hable.

#Let go

Me acuerdo de un anuncio de cosméticos que hablaba de la presión que sufrimos las mujeres cada día por ser excelentes madres, hijas, trabajadoras, amas de casa y, además, sensibles. Y creo que, como resultado de ello, andamos confusas y no sabemos qué papel ocupar: si nos quedamos en casa, somos sumisas, y si trabajamos todo el día, somos adictas al trabajo. Pero ninguna función es la correcta o, mejor dicho, siempre habrá alguien que nos critique.

Yo sufrí esa presión cuando nada me satisfacía, excepto trabajar. Todos mis placeres llegaban a través de mis clases, generando cada vez más espacios para que los demás disfrutaran; pero, de tanto hacer, me olvidé de ser.

Había organizado una cena en casa para ver a mis amigas y, mientras hablábamos en la mesa, me desconecté. Oía miles de sonidos y la vida pasaba ante mis ojos a toda velocidad. Me despertó una bofetada. Vi mis piernas apuntando al techo y los cinco pares de ojos de mis amigas fijos en mí con preocupación. El corazón había dejado de enviarle sangre a mi cerebro y durante unos segundos estuve ausente.

Han pasado cuatro años de aquello. Los análisis salieron bien, no me había pasado nada grave: «Ha sido un desmayo, quizá por estrés emocional», me dijo el médico. Esa experiencia me llevó a reconocer que la felicidad no estaba en hacer más cosas, sino en cuánto disfrutaba de cada experiencia con armonía y en cuánto valoraba la vida. Hasta ese momento, yo había estado invitando a mis alumnas a fluir, pero yo misma no fluía.

Recuerdo que unos días más tarde, yendo en bici y en una de esas reflexiones que te invaden de golpe, entendí que la vida fluye solo cuando tú la dejas fluir. Hay que hacer lo que nos haga felices, y dar cuerpo y alma para que eso suceda, pero no con presión, sino con el corazón.

«Lo que hagas, que sea con gran pasión».

Vivimos pensando en llegar a todo lo que nos proponen y tenemos una tremenda dificultad para decir que no. La ansiedad —o la crisis del no disfrute del momento presente— es una enfermedad de los jóvenes de nuestra generación. Rompamos el mito de que relajarse significa perder el tiempo. Mientras vivas, sigue aprendiendo a estar en el presente. No tratemos de ser la mujer perfecta: todo lo que eres, en cuerpo, mente y alma, es lo mejor que puedes ser; estás hecha a tu medida. Si todos los días te dieras el gusto de hacer algo para ti y de reconocer los momentos que te generan fluidez, eliminarías las presiones. *Let go*, déjalo ir, ábrete al mundo y observa cómo te sienta estar libre de presiones, aunque solo sea por un rato.

Jamming la vida

> Dejemos de esperar que las cosas sucedan como nosotros queremos que sucedan. Donde hay quietud, hay felicidad. Donde hay felicidad, hay paz. Donde hay paz, hay alegría. Donde hay alegría, hay amor. Donde hay amor, hay compasión. Si sentimos compasión, tendremos sabiduría.
>
> Compartido por Mooji en su satsang
> en Rishikesh, India

El sitio web <jamminglavida.blogspot.com.ar> fue el espacio donde, con bastante pudor, compartí mis primeras reflexiones. El blog, como ya he explicado, se llamaba *Lista para volar*. Y entrañaba que estaba lista para un nuevo desafío, el de hacer lo que deseaba y nunca me había permitido.

Recuerdo bien cuando supe que quería enseñar y transmitir mi pasión por la expresión del cuerpo y el alma. Durante una relajación que guiaba mi amiga Kristen en Los Ángeles, miré a las mujeres a mi alrededor en quietud. Eran un tiempo y un espacio en suspenso: el sudor les resbalaba lentamente por el cuerpo, los cristales y espejos estaban empañados por la condensación y la música tranquila invitaba a cerrar los ojos, pero yo no podía. Quería entender qué me había cautivado tanto de ese momento. Era la libertad. Por primera vez en mucho tiempo me sentí libre, y más importante, poderosa. Entonces me acordé del mensaje de mis padres, cuando me dejaron tomar la decisión de dedicarme a lo que yo quería: «Lo que hagas, que sea con gran pasión».

Hoy siento que nada me define y, al mismo tiempo, que todo lo hace, y no me puedo sentir más libre. *Lista para volar* implicaba mostrarme auténtica, con mis fortalezas y debilidades, porque solo así me sentiría de ese modo. Fluir es confiar, es animarse a soltar, a dejar ir las complicaciones, los quehaceres, las presiones, es animarte a seguir el flujo de la vida: si el río te lleva hacia un nuevo destino, quizá sea una isla paradisiaca llena de nuevos desafíos.

Si te animas a fluir, te animas a vivir una vida de crecimiento espiritual, evolución y descubrimiento. Si te dejas fluir, disfrutarás mucho más que si dejas que la mente te controle. Pensando en el futuro nos olvidamos de vivir, nos limitamos solo a sobrevivir, y no creo que quieras eso.

Siempre digo que viajar es embarcarse en posibilidades infinitas, ya que te enfrenta a desafíos que te obligan a dejarte fluir, como la travesía de Manaos a Belém por el río Amazonas que mi hermana, dos amigas de Córdoba y yo hicimos en una especie de barcaza de tres pisos sin ventanas junto a otras cien personas, seis gallinas en sus jaulas, un par de perros, la comida para el pasaje y una legión de moscas.

La llegada a la ciudad, en la zona norte de Brasil, con cuarenta grados de sensación térmica y plagada de mosquitos, fue difícil. Dos del grupo habíamos tomado la tonta decisión de no vacunarnos contra la fiebre amarilla, cuando sabíamos que íbamos a vivir una aventura salvaje. Así que cuando en el aeropuerto nos informaron de que el lugar al que nos dirigíamos era zona de riesgo, nos acercamos a un dispensario médico para que nos pusieran la vacuna. Nos fuimos un poco más tranquilas, aunque no empezaría a hacer efecto hasta diez días después, cuando ya estuviéramos a punto de desembarcar.

Nos esperaban cinco días en una embarcación que, en cuanto salió del puerto, se inundó a causa de una de esas tormentas que solo se desatan en Brasil, y tuvimos que amontonarnos dentro, cada uno en su hamaca paraguaya, que era donde dormíamos a bordo. Durante el trayecto el barco fue parando en distintos puertos en medio del río, mientras que todo lo que nos rodeaba era selva tropical. No había nada que hacer, salvo fluir.

Los pasajeros regresaban a sus aldeas en la selva en esa especie de arca de Noé, mientras que nosotras solo queríamos vivir la experiencia. Bebíamos cerveza, jugábamos al ajedrez, aprendíamos portugués, escuchábamos historias, nos duchábamos diez veces al día y matábamos el tiempo filosofando.

Estábamos a mitad de camino, y parada en una de las barandas de la terraza del barco, con la mirada perdida en el horizonte, entendí lo increíblemente inmenso que es el mundo y las posibilidades que nos distancian.

Llevábamos horas navegando por un tramo del río en el que muchas personas se habían ido acercando al barco a nado o en sus balsas (algunas hasta con bebés de meses) para que los viajeros les regalasen sobras de comida o algo que pudieran necesitar. Pensé que seguramente ellos no tenían idea de qué había más allá de su selva, y yo, una intrusa, venía a sonreírles como si con mi sonrisa los pudiera ayudar. La carencia era mía.

En el letargo de la tarde, entre lágrimas y confusión, se me acercó un alemán. Me preguntó qué me pasaba y yo, con mi adolescencia a flor de piel, le solté una perorata sobre lo injusta que me parecía la vida: aquella gente viajaba durante días en barco para llevar a sus casas algo de alimento, mientras que a mí solo me preocupaba tener señal en el teléfono. Era una realidad que a mis diecinueve años desconocía.

Entonces él me dijo: «Dafne, disfruta este momento porque es el único presente que tienes. Ver a esta gente te enseña que la vida está en todas partes, que es inmensa y que lo único que tienes que hacer es dejar que fluya, como fluyen este río, esta selva, esta gente, sin preocuparse de si pierden el tiempo o no, viviendo solo el presente. Mantente alerta porque, en cualquier momento, la vida puede sorprenderte».

Aquel hombre me enseñó a «estar» en el barco y a encontrar en esa pausa una oportunidad. Ya estaba anocheciendo y mi mirada, que seguía perdida, se detuvo para quedarse en un punto bajo el agua. En ese instante saltó el delfín de río más hermoso, rosado e increíble que haya visto jamás. Casi como en la película *Big Fish*, de pronto lo entendí todo: si me permitía seguir valorando la naturaleza y agradeciendo el momento, si me entregaba a lo que la vida me estaba ofreciendo, que era ese viaje en tiempo suspendido, el universo me regalaría una experiencia mágica.

En los estados de fluidez podemos encontrarnos con imágenes y recuerdos que nunca se borrarán de nuestra mente y nos darán una gran una lección.

Te invito a una nueva forma de vida, una de escucha y de conciencia, una que te deje los ojos abiertos incluso en una relajación donde todos se entregan a la paz. Quizá tú tengas otro ritmo y el brillo de los demás te haya cautivado. Es mejor dejarse cautivar que reprimir nuestro proceso. Habrá días en los que lo veas todo negro, la ansiedad te carcoma y sientas que tus talentos no valen nada. Lo importante es perseverar y dejarse fluir, ya que en la espera y en la pausa están las mayores verdades y, por tanto, los mayores éxitos. La vida a veces se toma su tiempo. Aceptemos cómo fluimos hoy y empoderemos el mañana.

¡A valorar se ha dicho!

Un mimo.
Un abrazo.
Un beso.
Una caricia.
Los bailes.
Las posturas que abren
el corazón.
Y también las que nos llevan
a observar nuestro interior
más profundo.
El amor.
La nostalgia.
La ayuda.
El control.
El desarrollo de tu
creatividad.
La expansión de tu vida.
El deseo.
La intención.
La afirmación cuando sabes
que todo irá bien.
El disfrute. El goce. El placer.
El respiro.
El tiempo.
La pausa.
La vida única,
valiosa y presente.

MOVIMIENTOS
PARA DEJAR IR

1. De pie, con las piernas algo más separadas que el ancho de tu cadera, entrelaza los dedos, inspira llevando los brazos hacia arriba, espira llevando de golpe los brazos y el torso hacia el suelo. Repítelo cuatro veces o las que sean necesarias.

2. Círculos con el torso:

   Postura sentada.

   Inspira, abre el pecho hacia delante.

   Espirando, describe círculos con el torso hacia el lado derecho.

   En cada inspiración, abre el pecho hacia delante.

   En cada espiración, gira con el torso hacia el lado derecho.

   Hazlo al menos cuatro veces hacia cada lado.

3. Enumera lo que necesitas *soltar*.

4. Escribe en qué quieres *fluir*.

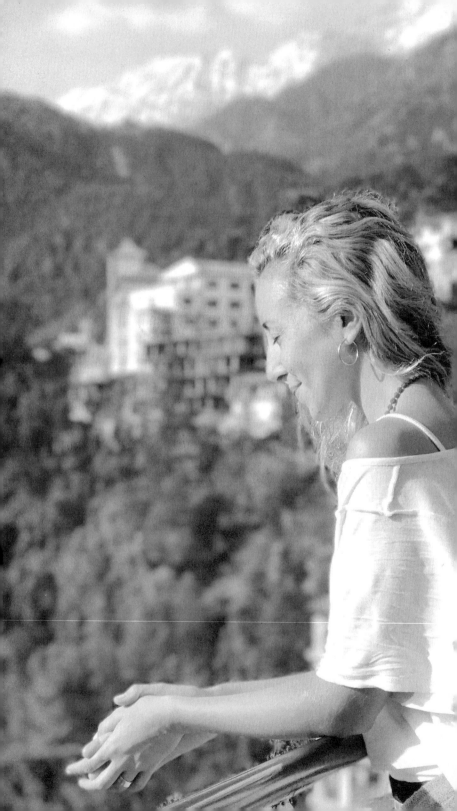

Intuición

—

«Busca el brillo en tus ojos para recordar el fuego de tu alma».

- DEEPAK CHOPRA -

*L*a intuición es la invitación a llevar la atención a los ojos del alma. Me acuerdo de cuando les propuse a mis alumnas que conectáramos con esa intención, y lo que nos pasó fue tan incómodo como natural. A mí me resultaba difícil explicar qué es la intuición y a ellas encontrarla. Como si estuviéramos hablando de algo que todas conocíamos, pero no supiéramos llevarlo a la práctica.

¿Qué es la intuición si no eso que nace con nosotras? Es la base de toda mujer, sus mundos ocultos y visibles, un río que recorre nuestra alma de la forma más natural posible. Y, créeme, encontrar la manera de estar en contacto con ese espacio mágico interior te da las respuestas a las preguntas importantes.

En mi libro de cabecera, *Mujeres que corren con los lobos*, su autora dice que la intuición es la «raíz lodosa de todas las mujeres» y que necesita que la recuerden, la encuentren, la rieguen, la liberen y la amen. Tu belleza resplandece cuando estás en conexión con ella.

Utilizar la intuición es no limitarnos a sobrevivir, sino vivir con la mayor sensación posible de conexión con lo que somos. Me gusta y también me asusta pensar que cada uno de nosotros se da una única vez en el universo, y eso me confirma que transitarlo con baja intensidad no tiene sentido.

Si tienes la posibilidad de elegir cómo quieres ver tus días, y cómo y cuánto quieres sentir, ¿por qué no hacerlo? Hay un texto budista que dice: «La visión crea un pensamiento, los pensamientos crean acciones y las acciones crean nuestro mundo». Ahora estás en la estación número seis, a mitad de camino. Algo me dice que no es fácil empoderar la intuición, que se oculta debajo de todas las capas que nos sostienen, pero es hora de embarrarte y entrar en conexión con lo más difícil de todo: tu intuición. Ese «no sé qué» que nos indica por dónde vamos y por dónde no. Tu trabajo será encontrarla y alimentarla para que riegue todas las acciones de tu vida.

La noche que cumplía veintitrés años estaba en la habitación pequeña donde vivía en Los Ángeles, esperando a Kamil, un «amigo» de Singapur que me había invitado a salir a celebrarlo. Pensaba qué iba a hacer con mi vida. La actuación y el «ser yogui» se disputaban todo el tiempo, y en la fecha de mi cumpleaños, más. Salí a la calle, encendí un cigarrillo (nunca he sido fumadora, pero se ve que a esa edad y sola en California valía todo), miré la luna y me puse a escribir.

Encuentro con la luna (abril de 2016)

Recuerdo mirarte hipnotizada, como si fueses la primera
o la última imagen que tuviera para el resto de mi vida.
Cómo reflejabas en mi monoambiente,
con ese blanco amarillento
que inundaba la habitación de una nostalgia pura y de una
adultez joven que tenía ganas de expandirse por toda la
manzana y no cabía.
Te veía pura e impura.
Como un Dios o un universo entero, listo para recibir
cualquier pedido y agradecimiento.
Te sentía mía. Eterna. Invencible.
Resguardando mis noches en soledad, con vistas al más allá.
Ahí estabas, la única presente, acompañándome para que el
frío del invierno no me dejara sin aliento.
Eras mi todo, mi amor, mi compañera, mi gran amiga.
Eras mi abuelo hecho luna.
Lo único que me hacía creer en mí.
Confiar en mis deseos.
Eras el lugar, eras quien cumplía todas mis intenciones.
Lo mejor es que te veía siempre desde mi cama.

Me iba a dormir pidiéndote que estuvieras conmigo, que me
ayudaras a encontrarme y a empoderarme.
No eras mi noche. Eras mi Dios. Mi luna.

Me daba igual si el poema se publicaría alguna vez o si a alguien le interesaría leerlo. Yo me estaba conectando con una energía natural, mirando la luna y pidiéndole que se cumplieran mis deseos de cumpleaños.

Esperar a ese hombre que no me gustaba como novio generó en mí un estado de sensibilidad total. ¿Qué más necesitamos para intuir que no sea la sensibilidad? Nada. Ser sensibles a nuestros movimientos internos despierta la intuición.

La luna está vinculada a lo femenino, es el poder de la mujer, la noche, lo sensible, lo intangible, lo frío, el río bajo el río, eso que no podemos ver con claridad. Hablar con la luna para mí siempre ha sido un acto de conexión conmigo misma. A la luna le pedí, le agradecí y le encomendé varias de mis intenciones, quizá porque siempre estuve en contacto con mi poder interior o, según *Mujeres que corren con los lobos*, por mi loba salvaje, esa que se despierta de noche para resolver mis acertijos. Me gusta pensar que las mujeres nacemos con ese don de intuir como una virtud femenina.

Hace unas semanas me invitaron a dar una charla y a organizar un ejercicio en un encuentro para quinientos profesionales en un hotel muy lujoso de Buenos Aires. Nunca he sido una mujer muy elegante, aunque me considero con estilo. Ya en el vestíbulo, me llegó el aroma de los perfumes caros y el clac clac de los tacones altos yendo y viniendo. Aquellas mujeres eran directivas, representantes de empresas internacionales o grandes líderes que ocupaban cargos importantes, que participaban como oradoras o invitadas de la jornada, que se celebra una vez al año en varios países: Las Voces Vitales del Mundo. Me sentía afortunada por poder escuchar lo que tenían que decir y no podía creer que me hubieran invitado para hablarles y proponerles bailar. No daba crédito; a su lado me sentía como un pajarito recién salido del nido, me parecía que me faltaba una vida entera para encajar en ese lugar. Una vez más, el bicho raro.

Llamé a mi padre y le pregunté: «Papá, ¿cómo voy a hacer que bailen estas mujeres? Parecen todas muy profesionales, no entiendo qué hago aquí». Él me respondió que me las metiera en el bolsillo con mi sonrisa y mis palabras: «Mira a la cara a las que te presten atención y asientan. Eso te tranquilizará, es como tener socios en el auditorio». Casi lloro de emoción y en ese momento dije «sí». Sí a que esto sea lo que tenga que ser. Sí a mostrarme tal cual soy, sí a hablar desde mi poder interior, que no es ni más ni menos que mi intuición. Yo tengo una voz y por eso me han invitado, para que me haga oír. La presidenta internacional de la organización dijo algo que me empoderó antes de salir al escenario: «No busques tener éxito en la vida, busca dejar huella», y eso mismo fue lo que hice.

No importaba si no llevaba el perfume caro o el vestido adecuado; si no había preparado mi discurso o si lo había preparado con mucha antelación. Antes de salir, mi amiga Bianca, que tenía que hacer sonar su tambor por encima de la música del auditorio, me miró y me dijo: «Se me ha roto el tambor», y yo respondí muy sabiamente que en ese momento no podía lidiar con eso, que me acompañara igual y ya veríamos qué pasaba.

Cerré los ojos con fuerza y visualicé la llama que vive en mi interior, esa que me hace salir al mundo cada día. Me pregunté por qué hacía lo que hacía y qué talento venía a compartir con el mundo. Me abracé fuerte. Abrí los ojos, oí que la maestra de ceremonias decía: «Bienvenida, Dafne Schilling», y el auditorio agitó sus manos para el aplauso, y yo agité mi alma para que desde su intuición me mandara las palabras más auténticas.

No recuerdo bien qué dije: apunté la importancia de desarrollar nuestro lado femenino tanto como el masculino. En nuestro afán por defender nuestros cargos y trabajos, las mujeres potenciamos en exceso nuestra faceta masculina y nos olvidamos de suavizar algunos puntos. Así como somos cuerpo, mente y alma, tenemos también dos vertientes: hombre y mujer, sol y luna. De ahí la importancia de reconocer que nos hemos excedido con una para restablecer el equilibrio y vivir en armonía.

Las invité a quitarse las armaduras, las máscaras que la presión las obligaba a llevar, para poder ser vistas como merecían; las invité a bajarse de los tacones, arremangarse la camisa, soltarse el pelo y abrir el corazón. Las estaba invitando a que animaran al cuerpo, ese que es feliz bailando y expresándose, que se mueve al compás de la música alborotando los esquemas, generando endorfinas y provocando una sonrisa que no tiene precio, a que disfrutaran del poder del cuerpo que está animado por dentro, que sabe lo que le sienta bien y que aúna la intuición con la razón.

Agradezco haber podido invitar a mi intuición a que me guiara en esos momentos, que son fundamentales para transmitir algo verdadero. Me siento orgullosa de ser mujer y de tener una voz que es vital para el cambio y la transformación de nuestro lugar en el mundo. Todas tenemos esa voz, que es esencial para vivir nuestra vida como queremos, lidiar con nuestros compañeros de trabajo y nuestras familias, comunicar buenos valores a nuestros hijos o simplemente dejar huella en el mundo, si así lo deseas. Las mujeres estamos liderando un cambio con nuestros talentos y tenemos que basarnos en ellos para seguir caminando. Hoy sé que es posible y por eso te quiero invitar a que lo intentes conmigo.

En cierto modo, conectar con tu intuición es dejar que tu corazón hable y seguir los impulsos que te propone. Tu encuentro con ella dependerá de lo permeable o abierta de sentidos que estés cuando las oportunidades de evolución personal aparezcan. Me gustaría que te tomaras un minuto para pensar

Ser sensibles
a nuestros movimientos
internos despierta
la intuición.

en qué momentos ha entrado en juego tu intuición o, mejor dicho, cuándo has permitido que tu intuición te guiara.

Mientras escribo este capítulo voy pensando en todos aquellos instantes en los que he sentido que mi intuición me había llevado por el buen camino, y seguramente uno haya sido cuando me permití enamorarme de mi marido. Lo recuerdo como si fuese hoy. Cuando él empezó a acercarse a mí, yo no estaba bien; sentía que no estaba reflejando nada de lo que enseñaba en mis clases en mi día a día. Juzgaba, dudaba, percibía que nada era suficiente. Hasta que fui a ver a una maestra de reiki llamada Gracia (¿puede alguien tener un nombre más apropiado?), quien generó un punto de inflexión en mi vida que me permitió abrirme al amor. Fui en tren hasta Tigre y luego en bicicleta hasta su mágica casa de fauno, que era como una gran selva espiritual. Ella atendía en una especie de habitación *hobbit* con una puerta chiquita y muebles bajitos. Me tendí en la camilla y empecé a hablar, ya que siempre que llegas a esos espacios sanadores, ellos esperan a que les cuentes: «Me siento oprimida, pesada, agotada, sin amor propio...». Me interrumpió: «Está bien, Dafne, no me digas más, voy a hacerte una apertura». Debo admitir que me dio miedo lo que venía, pero confié porque fue lo que me dictaba la intuición.

Y me dejé llevar a la apertura y al torbellino que significó. Recuerdo la sensación de tornado justo entre los omoplatos, al mismo tiempo que el corazón se me rompía en mil pedazos y los ojos me estallaban. Abrí la boca para soltar un sentido suspiro y empecé a llorar una catarata infinita de dolor, angustia y broncas guardadas. Llevaba tantos años tratando de demostrarme que podía con todo... Estaba exhausta, no me quedaban fuerzas para dejarme amar, y mucho menos para amar a otro. Cuando terminó, sentí que el tren que me había llevado hasta allí me había pasado por encima y me había aplastado contra la camilla de aquella habitación diminuta. Me fui. Oí el canto de los pájaros y aspiré el olor del Delta con la sensación de que había tomado una buena decisión al acercarme a Gracia. Unas semanas después, te mentiría si te dijera que el amor llamó a mi puerta, pero yo sí llamé a la puerta del amor, lista para embarcarme en un nuevo camino, y él respondió.

El poder de la intuición es el poder de saber qué necesitas cuando lo requieres. Es el poder de lo inmediato, de ver el mundo más allá de los filtros y reconocer lo mágico como algo real que también puede suceder en la vida. El poder de la intuición es el poder de estar conectada contigo misma, no para aceptar todo lo que aparece, sino para saber discernir qué te beneficia y qué te perjudica, qué contribuye a tu crecimiento y qué lo reprime. Por eso la búsqueda será eterna, pero la conexión contigo debe ser continua.

La intuición aparece cuando realmente la invocas. Yo te preguntaría: ¿hasta qué punto permites que tu intuición guíe tus decisiones? Esa sensación de «Si aparco el coche aquí, se lo llevará la grúa», o «Aunque necesito estar sola, tengo que ir porque me esperan», o «Se me ha presentado la oportunidad de viajar sola, pero no me apetece». No todo lo que brilla es oro: respira, observa y fíjate en lo que opina tu corazón. Incluso puedes mantener una conversación en voz alta entre tu mente y tus emociones, a ver qué piensa cada una —como una vez me recomendó un psicólogo— y así ver si aparece alguna información que se te haya pasado por alto antes de tomar tu decisión.

La que se anima a conectar y actuar desde la intuición también se anima a fallar y fracasar, pero la equivocación es una oportunidad para crecer espiritualmente y salir del molde del confort. La vida la creamos y desarrollamos a nuestra manera, y yo quiero que sea en contacto con mi intuición, mi piel de gallina y mis mil latidos por segundo cuando me abrazo después de un baile.

Sigamos intuyendo que allí estará la respuesta a nuestras mayores verdades.

Compartir experiencias

Cuando estaba escribiendo el libro, le pedí a mi alumna Griselda que compartiera conmigo lo que le pasó cuando trabajamos esta intención. Muchas veces presento y finalizo las clases con alguna reflexión, y a veces me gustaría grabarme porque esa información me baja del más allá, y solo sucede en ese momento. Ella me mandó una páginas de su cuaderno con reflexiones sobre cada clase y me impresionó lo que encontré:

> Como dice Dafy, para mí la intuición reside en las entrañas de cada mujer. Reconocer la intuición es una gran herramienta para tomar mejores decisiones, libres de prejuicios y sin la carga emocional que por lo general tienen nuestras acciones. Para poner en práctica la intuición debemos saber que no es mental, sino que es sabiduría que viene con nosotros. La intuición es el primer chispazo que llega a nuestra cabeza cuando tenemos que tomar una decisión. Es tener certeza más allá de la lógica. La clave está en aprender a reconocer ese chispazo antes de que arranque el proceso mental. Para acceder a la mente debemos aprender a callarla, reconocer nuestras emociones y nuestro cuerpo. Conectarme con mi intuición me ayudó a tomar la decisión de renunciar a un trabajo. Hacía tiempo que sentía que ya no pertenecía a ese ámbito ni a ciertas personas del grupo que me estaban haciendo daño y afectando mi salud y bienestar. Y ahora me encuentro aliviada y con todas las energías para buscar otro tipo de trabajo que no me exija tanto desgaste.

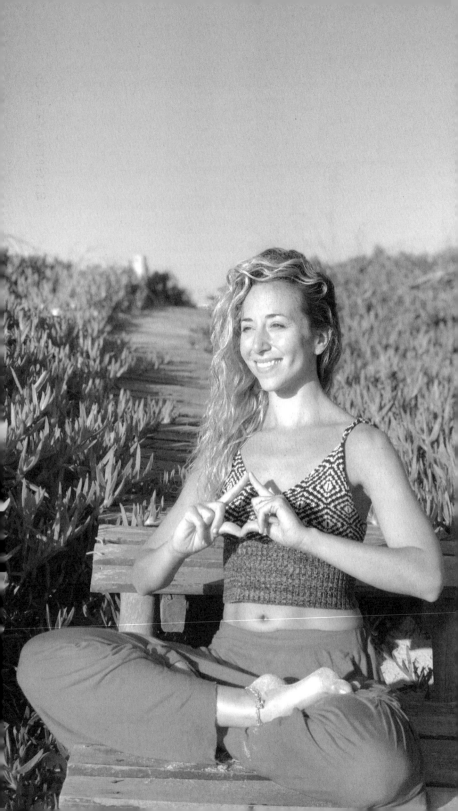

Transformación

—

«Cada hombre está en poder de
su espectro hasta que llega esa hora
en que su humanidad despierta
y arroja su espectro al lago».

- WILLIAM BLAKE -

*C*uando eres la pequeña de tres hermanas, creces un poco sola. Yo jugaba mucho en el jardín con mis perros, mis gatos y hasta una tortuga, pasaba horas en la casita del árbol y me inventaba nuevos mundos usando los disfraces que había en un baúl de casa. Únicamente así sentía que la magia sucedía, eran mis espacios de creatividad y expansión. Cuando me ponían límites —y no podía seguir jugando o construyendo mis fantasías—, el vacío era tan grande que decidía alejarme por la calle de tierra con mi maletita Juliana. Llegaba hasta la esquina y me quedaba un rato en la hierba jugando a hacer pelotitas con los bichos bola, hasta que llamaba la atención necesaria para que me vinieran a buscar.

Las mujeres «bicho raro» tenemos personalidades fuertes, contrastamos con la mayoría. Hay quienes nos animamos a expresarlo, pero hay otras que intentan esconder esa diferencia. Lo importante es no perder el tiempo analizando por qué no nos sentimos parte, sino construir el amor propio y la aceptación de manera tan profunda que se pueda centrar la atención en las personas que realmente vibran y comparten nuestra rareza. Ser «distinta» puede convertirse en tu mayor poder.

La transformación es muy poderosa: puede convertir tus obstáculos en posibilidades o tus fracasos en éxitos. Cuando era niña, creaba mis mundos para evadirme de ese presente en el que me sentía distinta, y para poder vivir en una fantasía que tenía más que ver conmigo. Con el paso de los años, sin embargo, entendí que una puede animarse a aceptarse como es e incluso desarrollar sus propios mundos, con las propias reglas, y transformar el presente real en todo lo que alguna vez soñó.

¿Te has fijado en que la naturaleza está en constante transformación? Se modifican las mareas y la luna, cruzan el cielo nubes y tormentas, la Tierra gira, los glaciares se derriten y las placas tectónicas se mueven. Nosotros también cambiamos, solo que a veces nuestro ego no nos permite aceptarlo. Si dejamos que esa idea viva en nuestro espíritu, la transformación se volverá posible, sana y natural.

Como dice Ravi Shankar: «Si tus deseos van cambiando, estarás creciendo; de lo contrario, te habrás estancado».

Creo que no existe mayor poder que el de transformar, reconocer eso que te aqueja y avanzar hacia una mejor versión de ti, más auténtica, más acorde con tu esencia, esa que no puedes cambiar y a la que es mejor abrazarse. Transformar o adaptar los aspectos con los que ya no te sientes cómoda puede darte mucha felicidad.

Tengo una intención personal que me repito siempre: «Transformo el miedo en poder». Será porque el miedo es siempre lo que me detiene.

Te propongo que pienses en tus deseos y descubras qué necesitas cambiar para alcanzarlos. Este capítulo te va a acompañar en ese camino.

En palabras de Carl Rogers:

> La curiosa paradoja es que, cuando me acepto como soy, puedo cambiar. Es decir, solo cuando nos ponemos en contacto con lo que somos, con lo que pensamos, con lo que sentimos, con lo que nos pasa..., solo entonces somos capaces de cambiarlo. Al aceptar y asumir como propio lo que está pasando en nuestro interior, desviamos la energía que utilizamos para no oírlo ni verlo, incluso para no sentirlo, hacia lo que de verdad queremos y necesitamos, que es cambiarlo.

Este texto nos invita a entrar en conexión con lo que somos y a sumergirnos en las profundidades del espíritu, aceptando los agujeros negros, para encontrar en el fondo del alma el haz de luz que nos haga entender qué nos moviliza en la vida.

Definitivamente, ha habido miles de momentos que dieron un vuelco a mi vida, pero si tengo que ir a las bases de mi cambio interno, pondría el yoga como el eje fundamental que marcó un antes y un después en mi ser.

«Yoga releases the creative potential of life» (el yoga libera el potencial creativo de la vida), dijo el gran maestro B. K. S. Iyengar. Hace más de doce años que el yoga se volvió parte de mi rutina, mi salud y mi manera de ver la vida, y es una sensación que durará siempre, porque una vez que inicias este camino espiritual, te vuelves más consciente y sabes qué te beneficia y qué te perjudica.

Es una ciencia milenaria que lleva consigo el poder de la transformación de la mente, el cuerpo y el alma, y que tiene la capacidad de liberar el potencial creativo de una persona, es decir, de ayudarla a evolucionar. Claro, porque no solo cambia la forma en que vemos las cosas, sino también a la persona que las ve. Nos regala conocimiento y sabiduría. En mi caso te confieso que, después de practicar cada mañana, siento que floto por las nubes y sobre los árboles de un bosque que todavía no conozco, me siento fluir como las tortugas de Nemo e incluso brillar como cuando me amo a mí misma.

El yoga busca empoderarnos como seres humanos para comprender el paso por la vida terrenal como una oportunidad para la elevación. Iyengar dice algo muy poético y hermoso: «El yoga es como la música. El ritmo del cuerpo, la melodía de la mente y la armonía del alma crean la sinfonía de la vida».

Y por eso la considero una disciplina completa para el cuerpo, la mente y el alma que, además, emancipa nuestro ego para que comprendamos que todos somos uno. Es, definitivamente, una disciplina transformadora.

Comencé mi práctica a los diecisiete años para mejorar mi elongación como bailarina de ballet. Mi maestra de aquel entonces me había recomendado el yoga para trabajar mis músculos. Se lo dije a mi madre y ella me invitó a probar una clase con su profesor. Todavía recuerdo que durante el canto final del *om* nos miramos y nos dio un ataque de risa. Yo no entendía qué cantaba aquella gente, parecía una congregación religiosa.

Pero, por suerte, ese juicio prematuro me duró poco. Empecé a asistir a todas las clases, probé con nuevos profesores: me sentaba bien. Todos mis compañeros eran mayores, no encontraba gente joven, pero eso no me asustaba, al contrario, me motivaba: siempre digo que lo que más me emociona de cumplir años es hacerme más sabia. «Tienes un alma vieja», me decía siempre mi madre, y la verdad es que, cuando me encuentro dando clases y talleres, entiendo que hay una parte de mí que no me pertenece y solo baja información del universo cuando se genera un espacio en el que esa magia encuentra vía libre para expresarse. Siento que soy solo el cuerpo y la voz que comunica lo que me transmiten desde arriba o desde abajo, quién sabe.

Me enamoré del yoga y enseguida supe que podía ser una buena guía para las personas que quisieran sanarse de la mano del movimiento. Con el paso del tiempo entendí que soy una mujer poco metódica y que nunca conseguiría aprenderme el nombre de las asanas en sánscrito, y eso me hizo sentir mal porque consideraba que para ser una buena instructora había que sabérselo todo. Sin embargo, hoy creo que ser buena en algo es ser auténtica y enseñar desde el corazón, en el entendimiento de que lo que te ayuda a ti quizá ayude a los demás. Por eso creo que nunca hay que actuar como si ya lo supieses todo, sino seguir aprendiendo con humildad y esfuerzo. El día que no quieras aprender más y no te sientas motivado a evolucionar será el día en que seguramente dejes de brillar.

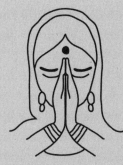

«Me estoy transformando
en una persona mejor,
cada día, en todos los
aspectos de mi vida».

- SURINDER -

Todo cambia y todo se transforma

Celebré mi luna de miel en la India. Hacía mucho tiempo que quería ir al lugar donde se había gestado este mundo tan importante para mí. Además, había miles de historias de película que me habían contado mi marido y mis amigas viajeras, y la expectación era enorme. Tenía casi los mismos nervios por el viaje que por mi boda, pero, en lugar de tomármelo con calma, caí en un círculo de ansiedad incontrolable. Pensar en la unión para toda la vida, el futuro, las exigencias y los posibles hijos me hacía sentir incómoda en mi propio cuerpo y se me oprimía el pecho al considerarlo. Dormía mal, no podía cerrar los ojos porque imaginaba que pasaría algo que no podría controlar, y empezaron los ataques de pánico que duraron unos meses.

Ese viaje me salvó: allí conecté con el poder del ahora, la vida y lo simple. Y parte de la responsabilidad la tuvo Surinder, el mejor profesor de yoga que jamás tendré. Lo conocí porque le había dado clases a mi marido diez años antes y, en cuanto pisamos la ciudad, me dijo: «Tenemos que ir a verlo». Estuvimos una hora buscando su casita. Cruzamos un pasillo de pirca, nos interceptaron unas vacas sagradas, sorteamos a unos monos ávidos de la comida que llevábamos en la mochila y, al final de un pasaje, con la montaña como telón de fondo, percibimos el aroma a sahumerio de su hogar.

«Hello, hello», dijimos antes de cruzar la puerta, que estaba abierta, como todas en la India. La ropa y el turbante blancos resaltaban su piel morena. Nos saludó con un «Namasté» (que significa «el espíritu que vive en mí saluda y honra al espíritu que vive en ti»), y nosotros contestamos inclinando la cabeza con nuestras manos en el centro del corazón y, de golpe, supe que era exactamente allí donde necesitaba estar. Surinder sería el encargado de devolverme el alma al cuerpo, la respiración a su ritmo normal y quien me abriría el pecho como una vez lo había hecho Gracia.

Al día siguiente llegamos temprano a la práctica, esperamos en la escalera junto a cuarenta personas más que tomarían su clase y observamos que todos estaban desesperados por entrar en la sala: resulta que Surinder era todo un fenómeno. Me tocó un lugar junto a la ventana desde donde se veían los pájaros, el sol me inundaba y sentía la brisa que entraba por las rejas. Eso, junto con las asanas en las que nos guiaba el maestro, hizo que me sintiera en el paraíso.

«Dafne, abre bien los ojos, llévate todo de este gran momento, que no se diluya, no dejes que se diluya», me repetía ansiosa. Lo sentí tanto que lo recuerdo como si fuese ayer. Lo más importante fue lo que dijo al final de esa primera clase: el mundo gira alrededor del Sol, así ha sido durante milenios, y es tan natural y tan exacto que no hay choques. Por tanto, si nosotros trabajamos y vivimos desde nuestro centro, solo nos queda disfrutar y todo lo demás puede fluir. Algo simple, pero muy real. Era una invitación a volver la mente hacia el interior, hacia nuestro espíritu, y desde ese poder repetirnos en cada final de clase: «I'm becoming a better person, every day, in many ways, in each aspect of my life» (me estoy transformando en una persona mejor, cada día, en todos los aspectos de mi vida).

Ni los años de practicar yoga ni los seminarios, clases y cursos que había seguido en todo el mundo me habían hecho comprender lo que esa experiencia me enseñó: que el yoga se practica para sanar el cuerpo y revitalizar el alma, pero también para encontrarnos con nuestro verdadero yo en cada postura. Por ejemplo, en la postura del niño, donde apoyamos los glúteos en los talones y doblamos el torso hacia delante como en una reverencia, se nos invita a respirar desde los pliegues de la cadera hasta la punta del cráneo y, con la frente apoyada en el suelo, nos preguntamos «¿quién soy?».

También aprendí que el yoga es una filosofía porque envuelve la vida misma —cuerpo, mente y alma— y que cantamos mantras para conectarnos con la divinidad, con lo que está más allá de nuestro ego y nuestra mente, con el universo entero. Como el *om*, que es un sonido universal que nos mantiene conectados con todo lo demás.

Pero sobre todo comprendí el sentido del *shanti* (la paz), esa pausa entre tu última espiración y el comienzo de la vida otra vez. Esos segundos en los que la vida se detiene y todo lo que existe es silencio. Un silencio como ausencia de ruidos, pensamientos y vibraciones. Descubrí la importancia de transitar los caminos, fortalecerme, empoderarme y sanarme a través de la práctica, animándome a transformar y enseñando a otros a hacerlo.

Animarse es amarse

La energía positiva abunda de forma natural. El problema es que somos autodestructivos y nos ponemos límites, así como se los ponemos a la naturaleza. Cada día tenemos la oportunidad de elegir: ¿por qué no hacerlo? Transformemos nuestros miedos en posibilidades y sigamos trabajando para encontrar el cambio interno que necesitamos.

En mi caso, el yoga me ayudó a transformar mis miedos en poder. Mis maestros me echaron un cable en el momento justo y su filosofía me resonó dentro. Pero hay miles de maneras de entender y tantas palabras por capturar como mensajes que nos resuenan. Para cada una será distinto, porque todos estamos hechos a medida y por eso lo que me transforma a mí quizá no funcione contigo. Es trabajo tuyo descubrir qué te transforma.

«Cada día dejaré que mis miedos se transformen en poder y que el valor sea el protagonista», me repito a diario, ya que el miedo es un fantasma interior que está siempre latente. Eso sí, no se puede tener miedo y fe al mismo tiempo, y si tengo que quedarme con uno, elijo la fe, que es justamente esa fuente que nos conecta con la realidad y con las ganas de seguir avanzando, aunque ya conozcamos el final.

No tengas miedo, ten fe. El miedo paraliza, la fe moviliza. La vida es simple: las cosas suceden o no suceden, no hay otra norma, todo es una oportunidad para seguir transformando.

Quizá todos los días te hagas la promesa de evolucionar y transformarte para ser más tú, pero los cambios empezarán cuando de verdad confíes en ti misma y desees que se produzcan.

Quiero compartir una reflexión posible para que empieces a repetirla: «Transformo el miedo en poder. Abrazo la soledad. Fluyo tanto como mi cuerpo lo desee. Me entrego al presente. Bailo mis emociones. Me encomiendo a mi sabiduría. Vivo en función de mis intenciones».

¿Te animas a crear una propia?

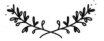

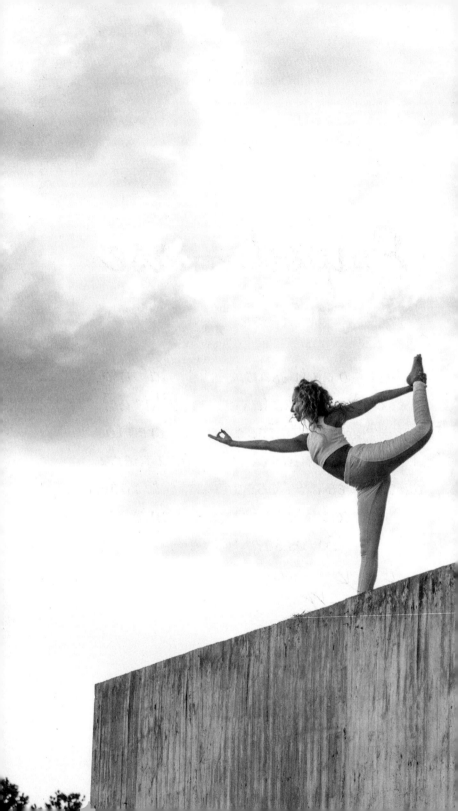

Empoderarse

—

«Dentro de ti están el sol y la luna,
el cielo y todas las maravillas del
universo. La inteligencia que creó todas
esas maravillas es la misma fuerza
que te creó a ti. Todo cuanto te rodea
procede de la misma fuente.
Todos somos uno».

- ROBIN SHARMA -

¿Qué entendemos por poder? El poder es el impulso de hacer, crear, soportar o superar algo. El poder es lo que nos hace libres y vivas. Cuando no puedes, no tienes posibilidad de elegir, eres esclava de tu propia vida (o quizá ni te sientes viva). El poder es una herramienta que está en ti, que está al alcance de quienes son dueños de su vida.

Hay unos cables invisibles que te conectan con tu interior y también con tu entorno, que te hacen crear, expresarte y también viajar a tu corazón, donde puedes encontrar la llave que abre las puertas a tu cuerpo y sus emociones.

A medida que avanzas en ese viaje y te conectas más profundamente contigo, va creciendo la confianza en ti misma. A veces no nos mostramos como somos, nos ocultamos por miedo, y justamente esa llave desbloquea ese mundo interno nuestro que tan poco conocemos y que no nos animamos a explorar. Lo importante es saber que tenemos el poder de hacerlo.

Los poderes son tantos como personas hay en el mundo, y cada uno es inherente a una individualidad. Tu poder vive en ti, necesita un medio de expresión y eres su único medio para expresarse. Ser tú en tu máxima expresión es tu mayor poder.

Hoy el empoderamiento femenino se sigue asociando a un proceso por el que se pretende igualar a hombres y mujeres en lo personal y lo social. Tanto en el trabajo como en la vida diaria, la voz de la mujer empieza a ser vital, ya sea como ama de casa que elige criar a sus hijos o como trabajadora. Lo que conocemos como machismo por suerte tiene cada vez peor prensa, y cada vez somos más las mujeres que lo dejamos claro en casa y proponemos nuestros tiempos, reglas y desafíos personales.

Sin embargo, creo que el empoderamiento femenino es un movimiento que en realidad tiene que ver con una increíble evolución de conciencia. Siempre me he sentido una mujer con un fuerte deseo de expandir mis talentos, y hoy siento que haciéndolo empodero a las demás. Puedo percibirlo y ponerlo por escrito, ya que recibí este gran poder casi como un legado, sin límites ni reservas, me fue cedido de mano a mano, de corazón a corazón, para que nunca se me olvide. Hoy lo registro y, aunque a veces lo pierda, sé dónde encontrarlo.

Empoderar tu espíritu

Empezamos a empoderarnos cuando nos damos cuenta de que no somos víctimas, sino una posibilidad en el universo. Eso significa llegar a un callejón sin salida y encontrar un camino alternativo, incluso abrir las alas para volar. No hay límites a la hora de empoderar tu espíritu, solo se necesita atención, deseo, amor propio y un poco de esfuerzo.

Empoderar algo en ti es aceptar tu valor para ir por la vida, elevar algún aspecto tuyo para priorizarlo y exponerlo, alimentar algo de lo que eres para que se acerque y se manifieste como realidad en tu vida. Cuando volvemos la atención hacia lo que necesitamos, nos encontramos con el deseo de hacer cosas por nosotros mismos y elevar nuestra autoestima, nuestra creatividad y nuestro fluir por la vida. Cuando comprendemos que venimos al mundo para aprender y servir, las prioridades cambian. A lo mejor te preguntas: «¿Qué hago para empoderarme?». Y la respuesta es simple: encuentra tus dones y compártelos con el mundo.

Una de mis claves para estar en contacto con mi poder interior es tomarme un tiempo para entrar en pausa. Cierro los ojos y visualizo mi futuro. Pienso en dónde quiero estar y qué deseo sentir, hacia dónde quiero ir y cómo quiero llegar. Parece increíble, pero cada vez que haces el ejercicio puedes visualizar cosas nuevas: pruébalo. Pero no te limites, cierra los ojos y vuela lejos. El mundo de la realidad es limitado, el de la imaginación es infinito.

La pausa interna implica un esfuerzo, pero no es nada del otro mundo ni tampoco difícil. Sigue buscando. Acepta lo que estés dejando entre sombras, dale poder y exprésalo. Confía en que ese giro de atención y ese pensamiento positivo te ayudarán a cambiar el enfoque y transformar tu forma de ver la vida.

Además, cuando te tomas una pausa para preguntarte cómo te ves y cómo te muestras, tu creatividad florece, aparecen más deseos de los que creías tener y encuentras en tu mente un mar de posibilidades para empoderarte.

Muchas veces no hace falta soñar con grandes cosas: lo que necesitamos está muy cerca, pero no lo vemos.

Observa tu mundo de hoy, empodera tus amistades, tus vínculos, tu trabajo, tu sonrisa, tu sueño, tu casa y tu lugar; empodera tu presente. Confía en que será una buena ocasión para descubrir nuevos talentos. Y si yo me preguntara qué quiero de la vida, me respondería: estar rodeada de gente que me empodere y que deje brillo donde quiera que esté.

Abrazar el presente

Muchas veces sufro la desconexión entre lo que quiero ser y lo que soy. El concepto *santosha* es una de las claves del yoga y significa «contentamiento» o «satisfacción» con lo que te ofrece el momento presente. Es como si hubiera tres pecados en la vida de una persona: querer ser más de lo que se es, querer ser menos de lo que se es y no querer ser. Concentrémonos en lo que tenemos, que es lo mejor que podemos ser hoy. Confiar en tus decisiones es empoderar tus acciones y, por tanto, cambiar tu vida. Muchas veces la capacidad de cultivar esta sensación tiene que ver con sentirnos aceptadas por el mundo, animarnos a ser nosotras mismas, porque otros te han dicho ya que, siendo lo que eres, eres el mejor de los fuegos.

Por eso cuando en mis clases traigo esta intención la llamo «empodero mi espíritu», para vincularla con ser lo que tengo que ser, con sentirme en *santosha*. Cada día aprendo a permitirle al espacio que hay entre el lugar en el que estoy hoy y el lugar en el que me gustaría estar que me inspire y no me asuste. Y entiendo que, para que esto suceda, es necesario que tu amor propio cruce las fronteras y las galaxias, que el miedo ya no te pertenezca y que tu mundo se llene de posibilidades.

Nadie puede cambiarte si tú no lo deseas. Pero puedes encontrar un espacio que te ayude a ganar poder sobre tus miedos, y para mí fue mi *kula*, que en sánscrito significa «familia» o «comunidad». Generar mi propia comunidad me unió con la vida.

Venía de vivir en Estados Unidos, tenía veintidós años y me sentía sola. Nadie me entendía, al menos esa era mi sensación. Solo podía expresarme a través del baile, de mis clases; era el único momento en el que podía alzar mi voz y que fuera vital.

Esto fue así hasta que me vi capaz de transmitir pasión por algo, sin esperar la aprobación de nadie. Como actriz, llevaba toda la vida esperando que un director me dijera que era lo bastante buena, y de repente ya no lo necesitaba. Nunca olvidaré lo que un profesor de teatro me dijo a mis dieciocho años: «Dafne, no tienes imaginación, no puedes actuar». Y mi reacción fue parecida a la respuesta a mi directora de secundaria; lo miré a los ojos y le contesté: «No eres quién para decirme que me falta algo. Yo tengo imaginación, y mucha más de la que te imaginas». Quizá eso te resuene, quizá en algún momento de tu vida hubo quien trató de achantarte. Es impresionante la irresponsabilidad con la que algunos nos tratan, las etiquetas que pueden ponernos y las barbaridades que nos pueden hacer creer sobre nosotros mismos. No hay que ser cabezona, sino tener fuerza interior y saber cuándo defenderse y cuándo agachar la cabeza. Y parte de esa disociación te llegará cuando estés conectada con lo que eres y tengas conciencia.

Mi *kula* se volvió mi familia, mi lugar en el mundo, donde empoderando a los demás me empoderaba a mí misma. «Seamos millones bailando» se transformó en mi misión. En cada movimiento, en cada gota de sudor, encontraba una nueva razón para perseverar. En cada abrazo con una alumna hallaba un motor para seguir aprendiendo, y en cada *savasana* (relajación final) sentía la evaporación de energías negativas y el asentamiento de lo positivo, de lo que se quedaba y de aquello para lo que había descubierto un medio de salida.

Cuando se produce esa conexión y nuestra profesión o trabajo encuentra un compañero que expande el potencial humano, sucede algo extraordinario: dos cables fundamentales de la existencia se juntan y sueltan chispas de colores que se expanden y contagian al entorno.

Ya llevo tiempo dando clases multitudinarias, experimentando esa comunión de múltiples energías, acompañando a mujeres que se liberan de sus miedos y los transforman en poder, y me pregunto cómo me las arreglo para no cansarme, para continuar con la misma pasión y para seguir encontrando nuevas formas de transmitir. Creo que cada clase significa un aprendizaje: hallar el ritmo, concentrarme frente a tantas mujeres reunidas, localizar el espacio para cada una, sentir con el cuerpo y no buscar con los ojos. La emoción de sentir mi corazón latiendo al unísono con el de otras mujeres —porque en ese momento *todas* estamos conectadas en un mismo latido— es mágica. Cada paso es un nuevo invento y cada invento se transforma en un nuevo canal de expresión en el que todas tenemos un papel, el de ser comunidad. El papel de que sin la otra no hay espacio, no hay momento, no hay comunión. Nos reconocemos como mujeres en constante avance, que podemos confiar en nosotras y en nuestras intenciones y deseos, porque no somos una sin la otra. Porque juntas somos millones bailando.

¿Cómo vas a empoderarte tú? ¿Qué decisiones vas a tomar para que tu vida también tenga este filtro de conciencia?

Acuérdate de que no tienen por qué ser grandes sueños; pueden ser pequeñas cosas que te afiancen los pies en la tierra cuando más lo necesitas, y si te sirve como herramienta para superar las adversidades, si te resulta una buena ancla para sumergirte en el océano de tu alma, aunque sea por un ratito, prueba a empoderarte en tus palabras, tus acciones, tus deseos, tus pensamientos y tu escucha.

De vez en cuando tengo uno de esos ataques de inseguridad durante los cuales pierdes de vista el mundo. No importa lo bien que me lo esté pasando ni cuánta felicidad me esté regalando el universo: mi mente se sumerge en crisis inesperadas, que pueden ser prolongadas o durar un par de minutos y pasar. Dudo sobre qué hacer con mis clases, si tengo que dar más o menos, si sigo bailando o si debería crecer como empresaria del *fitness* (qué lejos estoy de eso). Mi ansiedad y mi ambición me sacan de mi centro, y me olvido de lo que realmente me conecta con lo que hago. ¿Te ha ocurrido algo parecido?

Descubrí que una posible salida en esas situaciones es tomarme un respiro y repasar lo que he hecho; es decir, volver la vista atrás y enumerar —por meses— la cantidad de desafíos que he asumido. Es entonces cuando una aprecia y comprende los años de esfuerzo continuo y de amor incondicional que pone en su trabajo. Luego vuelvo al presente y reconecto la cima inalcanzable de mis aspiraciones con esa parte de mí que nunca juzga el esfuerzo suficiente, y me repito: «Empodera tu espíritu y deja volar la vida». Que te sorprenda, que no te oprima, que sea un camino llano para todo lo que está por venir.

Que tu presente sea alabado por ser presente y que cuando mires atrás te encuentres con una línea de tiempo que te recuerde el valor y el coraje que le pones a tu vida.

En esos momentos, cuando renacemos como el ave fénix después de pasar por una zona muerta o desamparada, puede desatarse la creatividad. «Empoderarnos» nos invita a revivir.

Empoderarte implica saber qué necesitas, cuándo lo necesitas, y acercarlo. Muchas veces lo lograrás sola, y cuando no ocurra, pruébalo con los demás. Ofrécele tu don al mundo y permite que suceda. Suelta el control. Abre las manos y deja que la arena se te escurra entre los dedos. A veces la vida nos acerca experiencias inolvidables en los momentos justos, y el maestro llega cuando el alumno está listo.

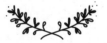

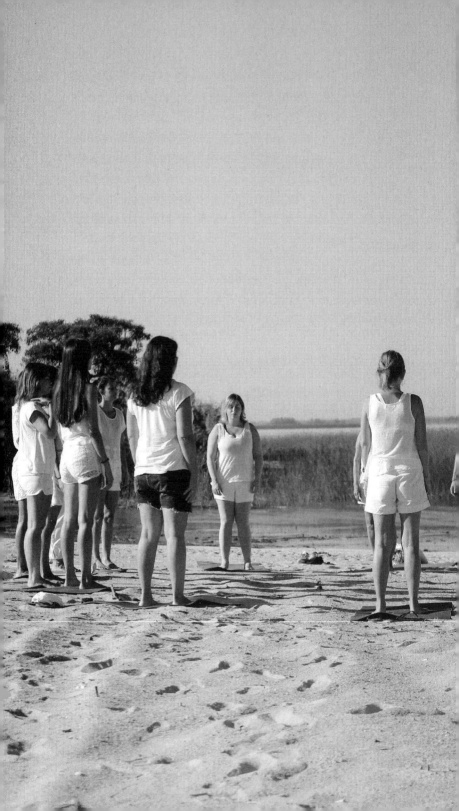

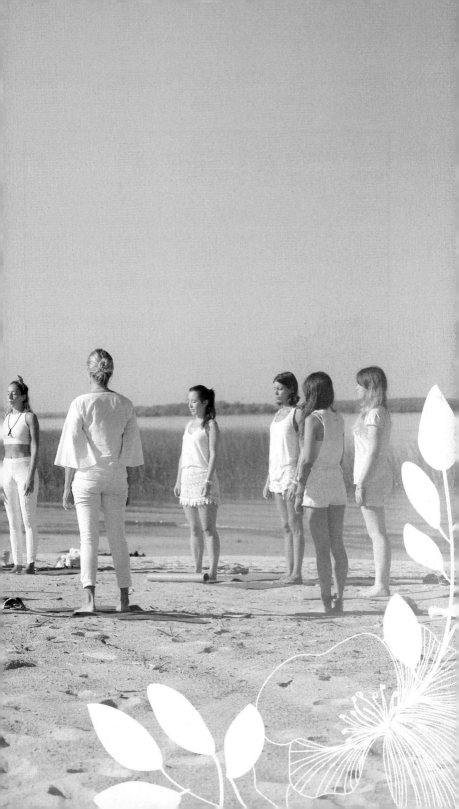

TESTIMONIO

Antes de conocer a Dafne
pensaba lo bonito que sería
ponerme en contacto con
ella para que me ayudara.
Pero después de trabajar mi
intención en una clase sobre el
empoderamiento, entendí que
el poder está en mí y que, si
fusiono las herramientas de YBB
con mis intenciones, se genera
paz y todo lo necesario para
crear un mundo mejor. Gracias
a YBB he descubierto que todas
las mujeres somos distintas y
a la vez iguales; que cada una
aporta sus herramientas para
construir un mundo mejor y que,
al juntarlo todo, se obra la
magia.

María Laura Tardivo

DEBERES

Te propongo una ronda de preguntas para saber qué necesitas empoderar en tu vida hoy.

✳ ¿Qué te falta?

✳ ¿Qué tienes en abundancia?

✳ ¿Cómo te muestras en la vida?

✳ ¿Qué cosas estás dejando atrás?

✳ ¿Qué te gustaría hacer hoy?

✳ ¿Cómo eliges empoderarte?

✳ ¿Qué parte de tu cuerpo empoderas?

✳ ¿Qué parte de tu vida empoderas?

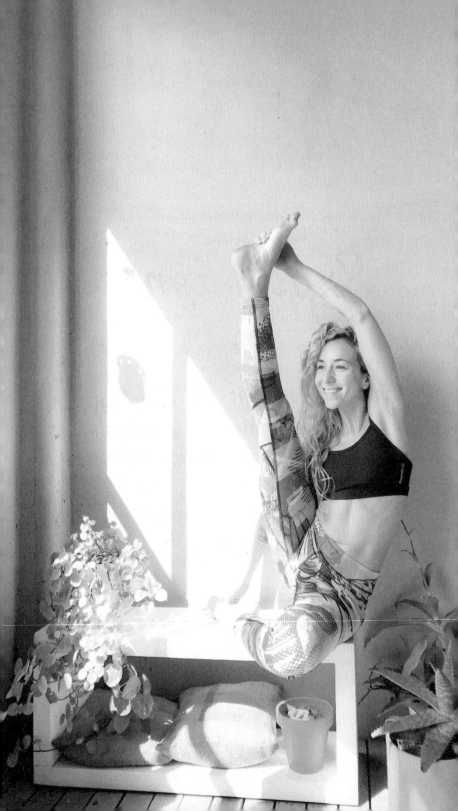

Expansión

—

«La mayoría de la gente vive, ya sea física, intelectual o moralmente, en un círculo muy restringido de sus posibilidades. Todos tenemos reservas de vida con las que ni siquiera soñamos».

- WILLIAM JAMES (FILÓSOFO) -

Algo por descubrir dentro de cada una

Estoy escribiendo en mi balcón y los rayos del atardecer me inspiran. La hora mágica suele inundar mi cabeza de buenos pensamientos. Voy a pedirte que pruebes lo mismo: antes de empezar a leer, sal o asómate a la ventana y mira el cielo. Cierra los ojos y lleva la atención adentro. Inspira profundamente. Espira con energía. Suspira. Bosteza. Imagínate una bandada de pájaros alzando el vuelo desde un lago cristalino. Sumérgete en el mar y observa un inmenso banco de peces que te rodea. ¿Has visto alguna vez una tortuga nadando en el mar? ¿Te has comido un fruto caído directamente del árbol? ¿Te has fijado en cómo crecen tus plantas en el balcón? ¿Y en cómo se abre una flor? Piensa en un abrazo de despedida, en un beso con pasión, en una vida que se va y en una vida que llega. ¿Alguna vez te has sentido en un estado de flotación inmensa, como si el tiempo y el espacio no existieran y tu corazón se abriera a todas las posibilidades que la vida te ofrece?

No hay límites a la hora de expandirnos y Albert Einstein tiene una frase genial al respecto: «Hay dos formas de vivir la vida. Una es como si nada fuese un milagro. La otra, como si todo lo fuese».

Convivimos constantemente con la posibilidad de hacer que nuestro cuerpo sea flexible, que nuestra mente sea más abierta, y que nuestro corazón albergue millones de deseos recordados e inspiradores para que los hagas realidad.

Creo que la expansión es un medio fundamental para vivir con felicidad. Pero ¿cómo te das cuenta de que eso está sucediendo? Expandirte significa sentirte en libertad. ¿Te sientes así?

Cuando te pido que cierres los ojos, te conectes con lo que sientes, abras las alas y vueles, te estoy diciendo que la única forma de que ese clic interno se produzca es comprometiéndote contigo misma.

A veces basta con ausentarse del mundo para experimentarlo. Puede ser que leer «abre tus alas y vuela» te resulte muy simplista, pero a veces los mensajes nos llegan en imágenes poéticas. Una pasión intensa no tiene razón, ni juicio ni crítica, solo compromete la libertad. Cuando tomas la decisión de dirigir tu vida hacia lo que sientes, te estás expandiendo en función de tus pensamientos y decisiones, y eso te convierte en una persona libre.

Te propongo que te preguntes qué partes de tu vida necesitan expansión, si es algo físico, del cuerpo, si es tu capacidad de amar, si es tu mente la que necesita ganar espacio a las demás unidades que te conforman o si tus límites te piden a gritos que los dejes en paz.

Para expandirte antes tienes que sentirte cómoda en cuerpo y mente, y libre de cualquier juicio. La valentía significa seguir los impulsos del corazón, así que procuremos sentirnos valerosas y esforzadas para dejarnos florecer.

Los anaranjados del cielo se están convirtiendo en rosas y violáceos, y aunque está oscureciendo, me quedan líneas por escribir. La expansión se está produciendo en mí, y también en ti mientras lees este libro. Mis palabras te entran por los ojos, llegan a tu mente, donde, en el mejor de los casos, serán analizadas; quizá te lleguen al corazón y te traigan el recuerdo de otra tarde como esta y quizá hoy, o mañana, te ayuden a llegar a alguna conclusión.

Eres valiente. Cualquier persona que invierte tiempo en analizar sus pensamientos, transformar sus emociones y buscar una evolución para su vida es alguien con mucho valor. Y como existe el valor, también existe el miedo.

Muchas mujeres a mi alrededor han pasado mucho tiempo perdidas en sus propios pensamientos, en un estado de indecisión que las caracterizó. Y me incluyo: pensé en ser bailarina, actriz, yogui, veterinaria…

«*Siempre que te propongas aprender, trabaja arduamente y con pasión para encontrar tu lugar, los límites del aprendizaje vendrán determinados por tu propia naturaleza*».

- CARLOS CASTANEDA -

Hoy entiendo que esos momentos tienen que existir en la vida, pero no deben hundirnos.

La mujer que no sabe qué quiere es alguien que está en la búsqueda, es una persona que está desarrollando su espiritualidad. Por eso es fundamental que no interrumpas estos procesos y les des el espacio que necesiten. Puedes marcarte un plazo máximo; si te resultan molestos, decir por ejemplo: «De ahora en adelante este será mi tiempo de buscar». A veces también es importante que encuentres tu *kula*, una comunidad que te acoja y acompañe mientras estés en la fase de búsqueda. Acércate a mujeres que te inspiren y aférrate a ellas: te ofrecerán un mundo donde todo es posible y, mejor todavía, te motivarán y aproximarán a lo que estés buscando.

En mi caso, mientras viví en Los Ángeles mi aliada fue Kristen. Ella fue quien me hizo ver y entender cosas que ninguna otra persona hubiese podido iluminar en mí. Kristen compartió conmigo su mundo de fantasías sin miedo, y cuando yo creía que mi vida se basaba en seguir haciendo *castings* y esperar a que me llamaran para un papel, ella me ayudó a expandir mi faceta de maestra que tan controlada y oculta estaba.

Lo que nos enseñan se solidifica en nuestra realidad. Cuida tu mente permitiéndole que incorpore información que la empodere y rechace aquella que solo la complica.

¿Has oído eso de que «saber es poder»? Mi experiencia con Kristen fue la traducción perfecta de eso. Descubrir a aquella mujer a la que conocía desde hacía poco y que vivía en otro hemisferio, con la que podía mantener conversaciones de igual a igual, a quien le podía hablar de mis coloquios con la luna sin sentirme juzgada sino entendida, y enterarme de que existen mundos en los que yo me sentía expandir me empoderó. Pude mostrarme sin miedos, pude liberarme de sentirme «la loca», pude hacer crecer a esa mujer que, tachada de diferente, se creó un mundo propio, primero en el trabajo y luego en su vida.

Una vez me dijeron: «Cuando llegue el pánico, quédate con él, no huyas, mira el miedo a los ojos, aguanta la oscuridad de la noche, porque ahí, en esas sombras, vive la luz que llegará a ti para demostrarte que no hay blancos ni negros, sino que unos existen gracias a los otros». Y Carlos Castaneda expone algo parecido en su libro *Las enseñanzas de don Juan*: «Siempre que te propongas aprender, trabaja arduamente y con pasión para encontrar tu lugar, los límites del aprendizaje vendrán determinados por tu propia naturaleza».

En una de mis visitas anuales a la astróloga le comenté que a veces me daba miedo cerrar los ojos, volver la mirada a mi interior y meditar. Había algo en el acto de meterme muy dentro de mí que era demasiado movilizador y sentía que no podría controlarlo. Y es que detrás de esta máscara superficial hay un ser que siente, sufre y vive de acuerdo con lo que el ojo capta y la mente analiza, en lugar de basarse en la intuición. Me daba miedo irme, perderme en la vacilación entre el mundo real y el mundo subterráneo, o ese que está más allá de nuestro tiempo y forma habituales. Ella me respondió: «Dafne, no dejes nunca de meditar: respirar te conecta con el presente, te baja y te afirma en la tierra. Respira y disfruta de la plena conciencia». Su consejo no iluminaba nada que no supiera, pero traía consigo algo más profundo que entendí mucho tiempo después. Ella quiso decirme que viviera libremente, que el temor existe como cualquier otra emoción, pero es solo una emoción. Con su exhortación a que no dejara la meditación pretendía justamente que me enfrentara con mi incapacidad de estar en «el aquí y el ahora», que es el momento preciso en el que sentimos la expansión.

Que no te gane la ansiedad. Expandirse no es proponérselo y decir: «Abracadabra, pata de cabra, ahora me voy a expandir». Es un fenómeno que se produce cuando estás tan presente que no tienes tiempo de darte cuenta de que lo estás. Más simple:

Respirando, estás presente.

Si estás presente, eres consciente de tu respiración.

Si estás consciente, eres libre.

Si eres libre, entras en el estado de expansión.

Recuerdo que cuando empecé a viajar sola y a descubrir información que me hacía crecer sentí una notable expansión. Sí, cuando aprendí que no hay que estar buscando siempre la aprobación de los demás, que nunca serás lo bastante buena para todo el mundo, pero sí que atraerás lo que te beneficia en cuanto sepas quién eres.

Creo que solo quienes son valientes y desean sentirse libres en su tránsito por este mundo ahondan en su interior. Me viene a la memoria un fragmento del libro *Las voces del desierto*, de Marlo Morgan. En la historia, la protagonista se encuentra con una tribu aborigen que la embarca en una aventura por el desierto australiano. Para esta tribu «la divina unidad» es una conciencia que creó primero a la mujer, y luego el mundo surgió de su canto. Menciona a esta unidad como un Dios, un poder positivo y lleno de amor que creó el mundo por la expansión de su energía. Imagínate lo poderosa que puede ser tu energía si la dejas expandirse.

Dice Morgan:

> El tiempo del sueño se divide en tres partes. Era el tiempo antes del tiempo, y también el tiempo que existía cuando apareció la Tierra, pero aún no tenía carácter. Los primeros hombres que experimentaron con emociones y acciones descubrieron que eran libres de enfadarse cuando quisieran, que podían buscar cosas o situaciones que provocaran su enfado. Pero preocupación, avaricia, lujuria, mentiras y poder no eran sentimientos que uno debiera desarrollar y, para demostrarlo, los primeros hombres desaparecieron y dejaron en su lugar una masa de roca, una cascada, un risco o lo que fuera. Estas cosas existen aún en el mundo y son motivo de reflexión para cual-

quiera que tenga la sabiduría de aprender de ellas. Es la conciencia la que ha formado la realidad. La tercera parte del tiempo del sueño es el presente. El sueño persiste: la conciencia sigue creando nuestro mundo.

Es increíble darse cuenta de que todo lo que pensamos conforma nuestro mundo. Este libro me ayudó a aliviar mis temores y a entender que mi vida estaba en mis manos. Si comprendemos que venimos de esa «divina unidad», nos damos cuenta de que nuestra vida es un plan en desarrollo, una oportunidad de experimentar y evolucionar y, por tanto, no hay nada que temer. No se puede querer vivir con miedo, de esa forma uno está limitando su vida.

Concluye la escritora:

> Para la tribu el miedo es una emoción del mundo animal, donde desempeña un importante papel para la supervivencia. Pero si los humanos conocen la divina unidad y comprenden que el universo no es un acontecimiento fortuito, sino un plan en desarrollo, nada tienen que temer. O tienes fe o tienes miedo, pero no puedes tener ambas cosas a la vez. Ellos creen que las posesiones generan miedo. Cuanto más tienes, más tienes que temer. Al final solo vives para tener cosas.

Hoy agradezco recordar ese texto cada vez que tengo miedo, agradezco acercarme a la razón por la que vivo y a la fe que reside dentro de mí. No busco acumular más, sino que quiero ser más.

Ha salido el lucero, y me encomiendo a la energía de la luna para que guíe mi escritura, para seguir expandiéndome en cada línea. La luna es la representación de la energía femenina, es la que nos invita a sumergirnos en nuestras profundidades y preguntarnos si estamos viviendo nuestra vida, siendo lo que somos o conteniéndonos.

Retomo el concepto de la mujer que está perdida, que está buscando y que, cuando finalmente encuentra algo que la conecta con ella misma, debe hallar la forma de expandirlo. La primera vez que propuse esta intención en mis clases fue en septiembre, una época en que los capullos florecen e inundan las calles con su aroma, los bichos salen y los rayos de sol nos empiezan a caer con más fuerza, porque —lo reconozco— me gusta vincularlo todo.

Yo misma me expandí: en septiembre viajé a dar un retiro a Brasil, donde ninguna de las dieciséis participantes era mi alumna, y me propuse expandir mi esencia y dejarme fluir. Me olvidé de cualquier tipo de organigrama y me encomendé a confiar en lo que sabía y podía hacer. Con el paso de los días fui experimentando un viaje especial, y me descubrí disfrutando de nuevo de los círculos de mujeres. Cada día me apasionaba más, me sanaba y revitalizaba sabiendo que yo no estaba dando un retiro, sino que el retiro me estaba sucediendo.

Éramos mujeres de distintas culturas, edades e historias, pero todas teníamos algo en común: el deseo de conocernos mejor y descubrir qué era bueno para nosotras. Ese es el poder del amor propio, que es clave para la expansión.

Durante esos días compartí desde lo más profundo de mi corazón el amor por lo que hago, las invité a experimentar la meditación, el yoga, el baile, la conexión con nuestro pasado para empoderar nuestro presente, y entendí como expansión cada momento que vivo con conciencia. No como algo que solo puede sucederte en un ámbito mágico y fabuloso, sino como una posibilidad de cada uno. Hay varios mundos que están en este, y aunque a veces se nos vuelva negro y sin sentido, sienta bien y reconforta saber que puedes crear un mundo de magia y de calor eterno alimentado por tu pequeño fuego interior.

¿Cómo me siento cuando me expando?

La expansión es un estado de liberación del ser. Se logra cuando podemos dirigir nuestra vida. No puede suceder en el futuro, sino que solo existe en el momento presente. Logras una conexión con tu esencia, algo que solo ocurre algunas veces en la vida, cuando dejas de intentar sobrevivir y te ocupas de vivir. Te sientes libre.

¿Cómo lograr un constante estado de expansión? No lo intentes, es imposible. Pero sí puedes afianzarte con tu práctica de meditación y respiración que, a la larga, te hará consciente de todo lo que te sucede. Te conectarás con tu propósito en la vida y, siempre y cuando sea así, te expandirás.

Cuando estés viviendo en un estado de expansión, presta atención, contempla la vida y lo que te ofrece. Inspira para calmarte, espira para sonreír, porque estás siendo bendecida. Recuerda los buenos momentos, las frases que te hacen crecer, los consejos que animan tu alma, la expansión de tu conciencia cuando los planetas se alinean y los milagros suceden.

Todos somos únicos. Todos tenemos un fuego interior o un río que vive por debajo de nuestros impulsos, pero bien cerca de nuestra intuición, y que debe ser cultivado y mantenerse encendido para pasar por la vida en sintonía con nuestra esencia. Todos tenemos miedos y dudas, pero nadie tiene límites. ¿Qué pasaría si pudiésemos alimentar ese fueguito todos los días de alguna forma que fuera única para cada persona?

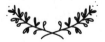

EJERCICIO
PARA LA EXPANSIÓN

✴ Cierra los ojos y luego ábrelos.

✴ Mira al cielo y pide un deseo.

✴ Considera la importancia de aceptarte.

✴ Imagina que te amas tanto que nada ni nadie puede frenarte.

✴ Visualiza los impulsos que te hacen ir siempre hacia delante.

✴ Visualiza también aquellos que te hacen retroceder, pero no les des el valor que te quitan.

✴ Piensa en la humanidad.

✴ En los que están, en los que se van y en los que no vemos.

✴ En las mujeres del mundo, en su poder de intuición, de sentirse todas iguales, pero distintas.

✴ Observa el poder que reside en tu interior y cómo a veces te privas de explorarlo y explotarlo.

✴ Desea poder conectar hoy con aquello que empodere tu espíritu y expandir tus ganas de vivir.

✴ Hazlo por ti, por los demás y por el mundo entero.

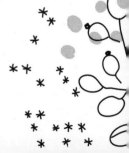

TE PROPONGO UNA RUTINA
MATUTINA

✓ Abro los ojos a este nuevo día, es una nueva oportunidad.

✓ Agradezco.

✓ Inspiro y espiro ocho veces; siento el día, me preparo para ser lo mejor que pueda ser.

✓ Mi intención: la expansión.

✓ Al menos un estiramiento o saludo al sol.

✓ Salgo a saborear el mundo.

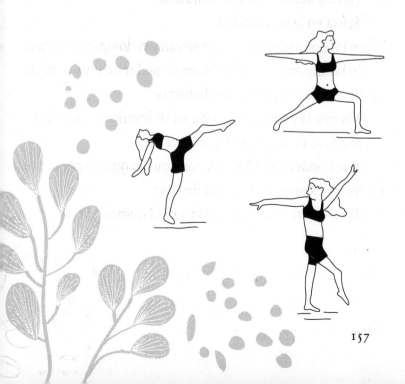

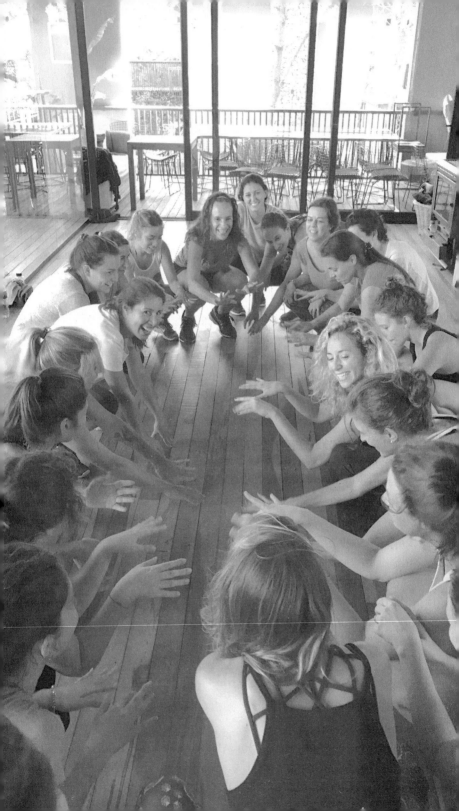

Expresión

—

«Cuida el exterior tanto como el interior,
porque todo es uno».

- BUDA -

*E*stamos vivos porque estamos en movimiento. Todo lo estático carece de vida y, por tanto, no tiene la posibilidad de expresarse. Por eso creo que esta intención es la continuación perfecta de la anterior, ya que viene a animarte a que te muestres tal como eres, con tu creatividad y tus elecciones, con lo que te hace única.

En la expresión vive el movimiento, el poder del cuerpo que baila y se sana, pero hay tantas formas de expresarte como características tenga tu personalidad. Hay personas que se animan a manifestar su euforia, sus crisis, sus momentos de alegría y lo que las angustia, y otras que se reprimen para poder encajar.

En una clase de *ashtanga* mi profesor relató un cuento que me dio que pensar. Hablaba del poder de la expresión real y fue para mí un suceso de sincronicidad, puesto que justo entonces estaba tratando ese tema en mis clases.

En la selva había una fiesta *rave* de bichos. Todos bailaban: cucarachas, hormigas, cochinillas y escarabajos, pero el que más destacaba era el ciempiés, que, entregado totalmente a la fluidez del baile, movía el cuerpo desarticulado al ritmo de la música con los ojos cerrados y las patitas ondeando. De repente todos se abrieron en un gran círculo y empezaron a aplaudirle. Lo piropeaban y lo jaleaban para que siguiera contagiando energía con sus movimientos. Hasta que el ciempiés se dio cuenta de que estaba en el centro de la escena: «¡Repite el movimiento de la pata noventa y ocho! ¡Otra vez el de la cabeza! ¡Venga, ciempiés, mueve la pata setenta y seis!», y empezó a ponerse tenso. La expectación del resto hizo que no pudiera seguir fluyendo como antes y tuvo que dejar de bailar para pensar los pasos.

Eso ocurre cuando la imaginación y la forma de expresarnos espontáneamente son abatidas por la razón o el exceso de análisis. El ciempiés ya no volvió a bailar como lo había hecho cuando su mente estaba conectada con su intuición y su poder de expresión. El cuento me dejó la lección de respetar los ritmos y los tiempos de cada individuo, ya que es ahí donde reside la expresión real.

Mi osteópata suele hablarme sobre nuestro organismo como un todo. Los sistemas del cuerpo están relacionados y funcionan en cadena, como un reloj suizo. Cuando algo falla, el resto intenta compensarlo o empieza a fallar también. Por ejemplo, me operaron el ovario y el tejido cicatricial genera adherencias y limita la movilidad del ovario. Como resultado de eso, el sistema no funciona de manera armónica. Todo empezó cuando tenía doce años; después de «hacerme mujer» —como decían nuestras madres—, me explotó un folículo en el ovario. Tanto sangró la cosa que tuvieron que intervenirme de urgencia con anestesia total. Más adelante me recetaron pastillas anticonceptivas para aliviar los dolores: me crecieron los pechos, me salieron estrías y empecé a sentirme una extraña en mi cuerpo.

Todavía no entiendo cómo me expusieron a una situación así siendo una preadolescente, aunque seguramente creyeron que era lo mejor. Pero incluso ahora sigo teniendo unas menstruaciones muy desordenadas y el corazón no se ha recuperado de esa primera intervención.

Cuando el osteópata estaba estirándome el sacro, se detuvo en mi pelvis y me preguntó: «¿Estás bien?»; y cuando te hacen esa pregunta en un ámbito íntimo y de apertura, de inmediato te provoca un mar de dudas y sientes que algo podría estar mal. No llegué a contestarle. «Sabes que tienes algo que quieres liberar, pero todavía no puedes», me dijo. Le respondí con los ojos arrasados en lágrimas. «No estoy muy bien, pero no sé a qué se debe». A veces ignoramos las razones por las que nos hemos desconectado de nosotras mismas.

Cuando le pregunté cómo sabía que había algo que no podía soltar, me explicó que la tensión en el suelo pélvico —que

«*Cultivamos o desarrollamos una serie de reglas para incorporar el despliegue de nuestra imaginación. Creamos nuevas reglas de progresión, nuevos canales por donde hacer fluir el juego*».

- STEPHEN NACHMANOVITCH -

es donde están el útero, los ovarios y la vejiga— está relacionada con la valoración. Y además añadió que me dolían tanto la espalda y el cuello porque las vísceras están irrigadas por las arterias y las venas que nacen y están inervadas por los nervios que vienen de arriba: de la columna, del cráneo. Todo tiene que ver con todo.

El cuerpo, la mente y la emoción otra vez enfrentándose entre ellos y generando una desarticulación en mi interior. Al final no importa dónde o con quién estés, los momentos que menos imaginas pueden ser los más indicados para que te dejes ir y te expreses libremente, ya que esa situación te ha hecho consciente de que algo no va bien dentro. No solo te manifiestas con la mente: tu cuerpo y tus emociones también hablan. Tu desafío es encontrar la forma de que estén alineados para que el instrumento humano no se desafine.

La importancia de la creatividad

Durante muchos años soñé con hacer bailar a multitudes, invitándolos a unirse en el acto sagrado de mover el cuerpo con un propósito o una intención. Nuestra vida se expandirá en función de cuánto permitamos que se exprese el cuerpo, llevando nuestras intenciones a la capacidad de movimientos, de aperturas y contracciones, habilitando la expresión de la voz y del pensamiento libre de juicios. Movernos nos permite sanar y que la felicidad nos invada el espíritu. Esa es la clave para una búsqueda espiritual en armonía.

La creatividad es un pilar fundamental de la expresión. Tu vida creativa y cómo la alimentes determinarán cómo te expresas, desde cómo decoras tu casa hasta cómo respondes en un momento adverso, pasando por el modo en que empiezas el día, qué haces en tu tiempo libre, cómo das y recibes amor, qué capacidad motriz tiene tu cuerpo o qué capacidad de acción y reacción tiene tu mente: todos son medios de expresión que te caracterizan y te hacen ser lo que eres. Si eliges empoderar tu expresión, seguramente tendrás que comprobar lo creativa que eres en tu vida cotidiana.

Según Clarissa Pinkola Estés, «la creatividad es la capacidad de reaccionar a todo lo que nos rodea, de elegir entre los cientos de posibilidades de pensamiento, sentimiento, acción y reacción que surgen en nuestro interior y reunirlo todo en un mensaje, expresión o respuesta singular que posee impulso, pasión y significado».

La palabra «crear» significa «producir o dar realidad a una cosa material a partir de la nada» y que, de alguna forma, esa cosa te lleve a otra aún más significativa. También viene de «hacer crecer», como deja claro el músico Stephen Nachmanovitch en su libro *Free Play*: «Cultivamos o desarrollamos una serie de reglas para incorporar el despliegue de nuestra imaginación. Creamos nuevas reglas de progresión, nuevos canales por donde hacer fluir el juego».

Por lo tanto, si alimentamos nuestro sentido de creación, estamos alimentando nuestra capacidad de imaginar nuevos caminos de pensamiento, ideas y formas de expresión. Conviértete en tu propia musa inspiradora y descubre qué te hace más auténtica, porque sentirte más conectada con lo que eres no solo te permitirá encontrarte con una mejor versión de tu ser, sino que te vinculará mejor con tus padres, marido, hijos, amigos, compañeros de trabajo..., con la vida entera.

¡Te permitirá alimentar la creatividad para expandir la expresividad! Pero ¿cómo se hace? Esto depende de ti. ¿Qué actividad creativa te gustaría aprender o hacer?

Puedes anotar todas las que quieras, pero como mínimo cinco (vale todo: cerámica, pintura, música, canto, lo que prefieras):

1. _____

2. _____

3. _____

4. _____

5. _____

¡Buen trabajo! Ahora pregúntate: si pudieras empezar con una, ¿cuál sería? Indaga, de paso, por qué la has elegido. ¿Qué crees que te aportará?

El objetivo de la actividad es sacar lo mejor de ti, no imponerte lo que deberías ser (porque ya lo estás siendo). No te domestiques, no trates de argumentar por qué haces lo que haces. Como el ciempiés con la música, permite que la vida te atraviese. Usa tu creatividad, allí reside todo lo que no puedes resolver mentalmente. Si la educación se basa en construirte como persona, edúcate con aquello que te haga evolucionar, busca desarrollar tu creatividad para enaltecerte, no desde el ego, sino desde el espíritu.

Tu búsqueda es un proceso que dura toda la vida. Que la vida adulta no te apague el poder de la sorpresa, sigue buscando como si fueses niña todo aquello que te toque el alma y te proponga un nuevo descubrimiento. Cuando estás conectada con tu creatividad, te emocionan las canciones, las películas, una imagen en la calle, notas detalles de la vida cotidiana que se revalorizan, estás más perceptiva e intuitiva, y todo esto hace que encuentres nuevos motivos por los que dar las gracias y sentirte más feliz.

La expresión en movimiento o lo que nos regala la danza

El poeta musulmán Rumi escribió:

Danzar no es levantarse sin esfuerzo como una mota de polvo en el asiento.
Danzar es alzarse sobre ambos mundos, haciéndose pedazos el corazón y entregando el alma.
Danza donde puedas partirte en pedazos y abandonar completamente tus pasiones mundanas.
Los hombres de verdad danzan y giran en el campo de batalla: danzan en su propia sangre.
Cuando se entregan, baten palmas. Cuando dejan atrás las imperfecciones de sí mismos, danzan.
Sus trovadores tocan la música desde dentro, y océanos enteros de pasión hacen espuma la cresta de las olas.

¿Cuántas de nosotras vivimos con una armadura física y emocional para poder ser lo que somos, para aguantar las exigencias de la vida y el trabajo, y para cumplir con todos los roles? Nos creemos el cuento de que para ser mujeres de éxito tenemos que dejarnos la piel con lo de fuera, mientras nuestro interior se consume como una uva pasa. Todas entramos en el mundo con condiciones para bailar, igual que todos elegimos ponerle la energía a lo que creemos que nos beneficia. Por eso nunca seremos víctimas y, de alguna forma, siempre seremos responsables de nuestros errores. En nosotros viven los problemas, así como las soluciones.

La vida es un baile, un vaivén de emociones y situaciones, que puede verse representada perfectamente en un ballet o una ópera. Las expresiones artísticas pueden ser las mejores para manifestar la sensibilidad de la vida y tienen el condimento de que nos obligan a frenar y estar ahí para poder apreciarlas. Te aseguro que con el movimiento podemos sanar, haciendo girar desde los pies hasta la cabeza para que las heridas se curen y las alegrías se expandan. No importa la edad que tengas, o las dificultades físicas, y mucho menos la coordinación; todos estamos hechos para bailar. Nuestro cuerpo nace con un conjunto de músculos y articulaciones que nos permiten movimientos fluidos y que utilizamos —sin darnos cuenta— todos los días. Todos nacemos con los pies por encima de la cabeza, ¡los bebés son de goma! Pero cuando vamos creciendo, la mente nos domina y nos tensiona cada vez más, hasta que un día nos deja sin poder bailar.

Sé tu propia inspiración

Siempre digo a mis alumnas que la magia del movimiento, la respiración y la sincronicidad de fluir en grupo hacen de cada clase una experiencia que marca. Si cada día nos tomásemos un momento para respirar, para expandir el cuerpo con movimientos naturales y, en consecuencia, nos abriéramos a nuevas sensaciones, estaríamos mucho mejor todas.

Por la noche mis manos y mis pies son los mismos con los que me levanté, pero están atravesados por la vida, los bailes, la energía y las intenciones que me propongo cada día. Dale alegría a tu corazón, tus movimientos determinan quién eres. Si estás todo el día encorvada, dolorida y contraída, seguramente tu espíritu se sienta así. En cambio, si trabajas tu cuerpo para que se expanda y se abra, tal vez lo haga tu espíritu y atraigas tanta energía expansiva que los demás no apartarán los ojos de ti.

Gabrielle Roth, una gran maestra de la danza que desarrolló los cinco ritmos del alma utilizando el movimiento como una práctica espiritual, tiene una frase que es exactamente lo que siento cada vez que bailo: «Embody, embrace and emancipate your soul» (encarna, abraza y emancipa tu alma). Que estar en contacto con tus deseos signifique sacudir los cabellos al viento, perderte en tu danza, sudar hasta por las rodillas, que tu cara se deforme de felicidad y que tu alma explote de disfrute, goce y pasión, que no haya tiempo ni espacio. Cuando todo eso te pasa es porque estás entrando en un estado del que no hay vuelta atrás.

Los beneficios de la danza son innumerables. El movimiento genera felicidad y estamos vivos porque estamos en movimiento. Se mueven los músculos y las emociones, se disuelven las tensiones, la mente entra en un estado de suspensión en tiempo y espacio, el ego se aparta y simplemente fluimos con la música. Liberamos endorfinas y nos sanamos. Proponte cortar con las exigencias y no pretendas ser una profesional de la danza, sino conectar con la música (y hacer lugar en la agenda para que eso suceda). Como un acto ancestral, cuando permitimos que el cuerpo se mueva según le dicta su inteligencia, nos sentimos libres y felices, nos conectamos con lo más natural de cada una. Los beneficios no solo afectan al sistema cardiovascular, sino también al alma. El cuerpo que se relaja después de bailar está libre de estrés y conflictos mentales, y está viviendo el presente. La danza es una meditación en movimiento.

Hace unas semanas les di las gracias a mis alumnas: «Me habéis dejado con el alma en las manos, con la mente sudada y el corazón contento. Moveos como si vuestro cuerpo fuese un gran corazón que late. Qué bien se siente la vida en este momento. Dejad que el cuerpo fluya, como si el corazón dirigiera nuestros movimientos, como si cada paso expresase nuestros sentimientos».

La posibilidad de danzar las emociones está en nuestras manos cada día de nuestra vida, quizá solo necesites una ayudita para empezar a dar un paso, así que ahí van. Cuando termines de hacerlo, anota tus sensaciones.

Anímate a enamorarte de ti y no olvides que el arte de expresarte como eres, con tu creatividad y tu posibilidad de danzar la vida, es la garantía de la sanación.

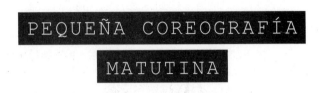

PEQUEÑA COREOGRAFÍA
MATUTINA

✓ ¡Elige una canción que te guste!

✓ Empieza moviéndote sin desplazarte para cogerle el ritmo a la canción.

✓ Sigue moviéndote y sube y baja los brazos. Hazlo cuatro veces.

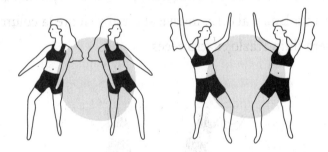

✓ Vuelve a moverte para encontrar el ritmo, abre las piernas al ancho de las caderas y sacude los hombros. Hazlo cuatro veces.

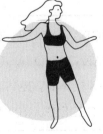

✔ Muévete de nuevo y prepárate para el reguetón.

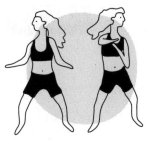

Avanza con cuatro saltos contoneando los hombros en diagonal, y retrocede con cuatro saltos, una mano en el pecho y el otro brazo estirado hacia delante. Hazlo dos veces.

✔ Vuelve a moverte y ondúlate como una serpiente. Brazos a un lado y al otro, mueve el torso y siente la columna entera fluir. Hazlo cuatro veces.

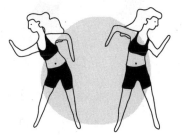

CREA TU COREOGRAFÍA MATUTINA, QUE ESTOS PASOS TE SIRVAN COMO INSPIRACIÓN PARA DEDICAR TRES MINUTOS Y MEDIO DE TU MAÑANA A CELEBRARLA BAILANDO.

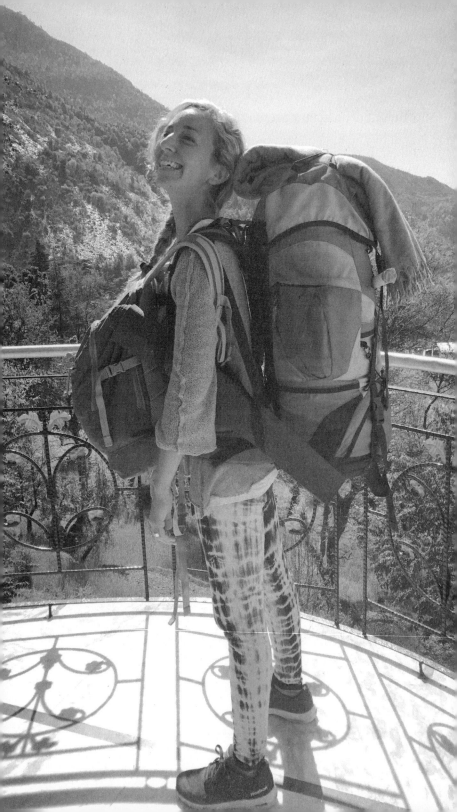

Celebración

—

«La mayor y más gloriosa obra maestra de los seres humanos es vivir a fondo. Todas las otras cosas, en el mejor de los casos, son disposiciones y apéndices».

- MICHEL DE MONTAIGNE -

Venimos haciendo un gran viaje: en cada estación te he propuesto impulsar un cambio en tu interior. Empezaste centrando la atención en distintos aspectos de tu vida y observándote más de cerca. Luego dejaste de lado preguntas como *por qué me enfermo* o *por qué las cosas no me salen como me gustaría*, y tu buscador personal se conectó con el trabajo espiritual. Seguramente has notado algún cambio en tu forma de relacionarte contigo misma, con los demás, en la percepción de tu cuerpo y sus necesidades, tiempos y ritmos. Los yoguis decimos que un cuerpo flexible indica una mente flexible; ojalá lo estés sintiendo. Cuando eres más consciente de lo que ocurre en tu interior, adquieres un compromiso más profundo contigo misma, que es el de ser completamente honesta con tus acciones, palabras y pensamientos.

Cada palabra que verbalizamos tiene una vibración y una energía que pueden transformarse en positivas o negativas. Es un error creer que decir algo que no nos gustaría oír de otro no nos afecta. Esa vibración que sale de tu boca tiene un efecto en el universo, por eso el habla amorosa y la escucha compasiva son tan importantes. Que nuestras palabras contribuyan a construir el mundo en el que queremos vivir, porque cuando hablamos estamos volcando una energía en el universo.

Si hay malestar en tus palabras («Nunca conseguiré que la frente me toque las rodillas». «No me enamoraré porque no tendré la suerte de conocer a nadie». «No sé cómo voy a salir de esta crisis existencial») o no dejas de mirar a los demás para criticarlos o recalcar lo que ellos tienen que a ti te falta, esa energía también se emana y expande al tiempo que las palabras salen de tu boca. Saber que tus palabras poseen una conciencia mayor de la que crees te obliga a ser más cuidadoso con lo que le dices al mundo.

Cuando fijas tu intención, centras la mente en algo y le añades el poder del sentimiento, la visualización y la voz para expresarlo; puede ser a través de la escritura, la pintura o la emoción. De esta forma estás exteriorizando y materializando un poder que afectará tu presente. Esa es la razón por la que las estaciones y sus propuestas están relacionadas con la autosanación: la felicidad nace de ti.

Para conectarnos con el poder de celebración es necesario reconocer todo el trabajo que hemos hecho. No hablo del trabajo físico, duro, sacrificado, competitivo y exigente; tampoco de ese que espera resultados a corto plazo, sino del trabajo de buscar la tranquilidad contigo misma que te has marcado. A veces el camino incluye un par de paradas y revisiones emocionales para aprender a elegir y proteger lo que nos caracteriza antes de llegar a la meta, que es sentirnos en armonía y ser felices.

«Inspiro el presente, espiro el pasado» se convierte en tu mantra a partir de hoy. Reconciliarte con tu pasado y superar los dolores que te tocó vivir son buenas oportunidades para evolucionar y disfrutar de un presente sagrado. Llega el momento de dejar ir, porque el universo te regala un día más en este planeta y eso es mucho. Agradece el espacio que te regala la tierra ahora y proponte devolver con creces esa oportunidad. Cada amanecer trae veinticuatro nuevas horas de milagro que te esperan para que vivas plenamente y te aceptes, te ames y te celebres.

Muchas veces vivimos sin la menor conciencia de lo que pasa alrededor, sin preguntarnos cómo será la vida del otro, convencidos de que si alguien nos habla o nos contesta mal es porque no le caemos bien. Tomarse estos gestos como algo personal responde a nuestra creencia de que el mundo gira a nuestro alrededor y somos responsables de todo lo que sucede (y de ahí nace también la culpa).

En palabras de Miguel Ángel Ruiz Macías: «Nada de lo que los demás hacen es por ti, lo hacen por ellos mismos. Todos vivimos en nuestro propio sueño, en nuestra propia mente. Los

Nuestras palabras contribuyen a construir el mundo. Cuando hablamos estamos volcando una energía en el universo. Está en nosotros impulsar el cambio que queremos vivir en el mundo.

demás están en un mundo completamente distinto de aquel en el que vive cada uno de nosotros».

Mi ojo victimizado se diluye cuando presto atención a la vida que me rodea. Cuando me siento como una víctima de mi propia vida, miro al cielo para ver lo increíblemente pequeños que pueden ser mis problemas en relación con toda la humanidad o viajo en el tiempo a las experiencias que viví en cualquiera de los destinos a los que mi alma viajera me ha llevado.

Me remonto a experiencias que me marcaron, como un viaje por Misiones donde la comunidad guaraní nos enseñó a hacer artesanías. Rescato su respeto por la naturaleza y su percepción más lenta del tiempo. Me acuerdo también de África, y del esfuerzo de su gente y su lucha diaria contra fuerzas salvajes. Yo era pequeña cuando mi abuelo nos llevó a conocerla. Recuerdo que en mi *discman* sonaba la banda sonora de *Tarzán*, compuesta por Phil Collins, mientras anotaba en un diario las características de cada animal que veía. En el avión de regreso lloraba por dejar aquel lugar en el que la conexión era auténtica porque estaba rodeada de salvajismo, vida y muerte.

Vuelvo a mi viaje en barco por el Amazonas junto a otras cien personas que, a diferencia de mí, no viajaban por placer; vivían en los pueblos que había entre Manaos y Belém y volvían a sus casas para ayudar a sus familias con el alimento, los animales o el dinero que habían ganado trabajando en la ciudad. A ninguno de los que estaban a bordo les importaba qué tenías ni quién eras; para ellos no existían los grises, los «puede ser, lo intentaré, haré lo posible». Todo lo que me transmitían era valor, coraje, fuerza y vida. Mientras los lugareños se acercaban y clavaban las anclas de sus pobres barcazas en el casco del barco para mendigar las sobras de la comida o para vendernos lo que cultivaban en sus tierras, mi hermana me decía: «No podemos comer eso, las verduras están cerca del baño, llenas de moscas», a lo que yo contestaba: «Si todo este barco lo puede comer, nosotras también. Comamos lo cocido, confiemos y disfrutemos. Esto es la vida, lo otro es el miedo».

Viajo al norte de Tailandia y recuerdo la sensación térmica de cuarenta grados. Sigo por la India, donde falta lo material, pero abunda la fe, y rememoro una conversación con un indio de Delhi que vivía en la playa. Hablábamos del valor de la vida y de la simplicidad que te enseñan los viajes en lugares tan difíciles. Él me decía: «Aquí si tenemos sed, trepamos a la palmera y bajamos un coco. Y aunque haya hambre, seguimos haciendo nuestros rituales y ofrendas a cada uno de nuestros dioses, cada mañana, cada hora». Yo pensaba para mí que eso era abundancia, confiar en que la vida te pone exactamente donde tienes que estar. Creo que viajar te cura el alma.

Todos los lugares que conocí me enseñaron que en todas partes hay luces y sombras. Mi vida se ubica día a día en el mapa con sus ángeles y demonios, sus oportunidades y sus obstáculos. No hay unos sin los otros.

Es tarea de cada uno seguir impulsando el cambio que quiere ver y vivir en el mundo. Y aunque soy una parte minúscula de la realidad, prometo seguir luchando por las causas del amor y contagiar a todos mis entornos el valor de la vida. Y te lo digo a ti: aunque pienses que eres una parte ínfima de este planeta y que tus pensamientos y acciones no valen, siempre lo harán. Cada acto, palabra y pensamiento seguirá dejando una huella en esta vida y en las que vendrán. Sé consciente de todo lo que dejas en este mundo.

El gran maestro del budismo zen Thich Nhat Hanh escribió, en *Reverencia ante la vida*:

> Soy consciente del sufrimiento causado por la destrucción de la vida y me comprometo a cultivar la visión profunda del interser y la compasión, y a aprender modos de proteger la vida de personas, animales, plantas y minerales. Me comprometo a no matar, a no dejar que otros maten y a no apoyar ningún acto

de violencia en el mundo, mi pensamiento o mi estilo de vida. Soy consciente de que las acciones perniciosas surgen de la ira, el miedo, la avidez y la intolerancia, que a su vez proceden del pensamiento dualista y discriminatorio, así que cultivaré la amplitud de miras, la no discriminación y el no apego a las opiniones a fin de transformar la violencia, el fanatismo y el dogmatismo que existen en mí y en el mundo.

Cuando observes tu vida como una posibilidad, agradecerás el momento que tienes frente a ti. Cuanto más profundices en tu valor como ser humano, más despertarás el sentido de tu viaje por la vida. Tienes el poder de decidir cómo pasar tus días, de agradecer y visualizar objetivos hacia los que quieres ir.

Cuando todo se derrumbe, mantente fuerte, sé valiente, impulsa tu coraje, alza tu voz interior, exprésate y confía en que el amor propio todo lo puede, todo lo ve. Recuerda esos momentos en los que te veías volando entre nubes de algodón en alguna isla perdida. Debes saber que nada se está derrumbando, solo es tu corazón, que necesita un descanso. Álzate sólida como una montaña. Y observa cómo todo se transforma, cómo todo al final se acomoda. Y si ha sido para bien, genial. Y si ha sido para mal, sin duda habrá dejado una enseñanza necesaria en el camino. Celebremos lo simple, lo real, lo auténtico, lo que te está pasando ahora. Todos somos parte de este paso por el mundo que no nos deja más que hermosas experiencias y aprendizajes, disfrutémoslo al máximo y celebremos la vida hoy y siempre.

En su libro ¿Y si esto ya es el cielo?, Anita Moorjani dice:

> Tendemos a tomarnos la espiritualidad demasiado en serio y eso le quita mucha diversión a la vida. El acto más espiritual que se puede hacer es ser uno mismo, amarse y amar nuestra vida. Y la mejor forma de hacerlo es divirtiéndonos y riendo. No hay que preocuparse por «intentar» ser más espiritual. Todos somos ya todo lo espirituales que podemos ser. Todos somos perfectos como somos ahora mismo. ¡Celebrémoslo!

Y si hay paz, que esté en tu corazón.

Y si hay movimiento, que sea en todos tus días.

Y si estás respirando, es porque estás aquí y ahora.

Y si estás aquí, estás feliz porque estás viva.

Y si estás viva, tienes mil y una oportunidades de ser feliz ahora.

Pasos para la autocelebración

Descubre los puntos negativos de tu vida uno por uno. Sé tu mejor espectadora, aprendiendo a juzgarte «para bien», no desde la exigencia, sino buscando la sanación. Y cuando tomes la decisión de cambiar algo, aíslate del mundo un ratito, cierra los ojos y pregúntate si esa decisión resuena en tu alma; si no es así, no la tomes. Recoges lo que siembras.

Proponte un cambio interno. Empieza poco a poco, como los niños cuando dan sus primeros pasos. Permítete caer y sigue activando ese cambio. Recuerda la regla: cada vez que quieras cambiar un hábito propóntelo durante al menos veintiún días. Después de ese tiempo, se instalará de forma natural en tu conciencia y será mucho más fácil incorporarlo a tu vida. Por ejemplo, si estás trabajando el amor propio, proponte meditar en el amor y repetirte una intención como «Yo me amo hoy más que nunca» durante al menos veintiún días.

Celebra el esfuerzo a bombo y platillo. Regálate una cita contigo, date un capricho, haz algo que realmente te haga feliz. Escribe lo que sientes, cómo observas el cambio en ti. Cada vez que te des cuenta de que algo bueno ha ocurrido en tu interior, anótalo de algún modo para cuando estés otra vez con dudas y desencuentros con tu ser. Siempre puedes recuperar lo que una vez encontraste mediante la escritura o algún recordatorio original.

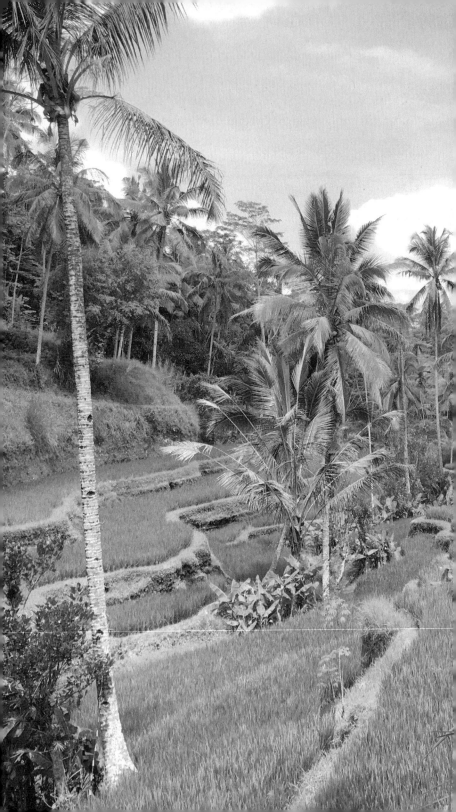

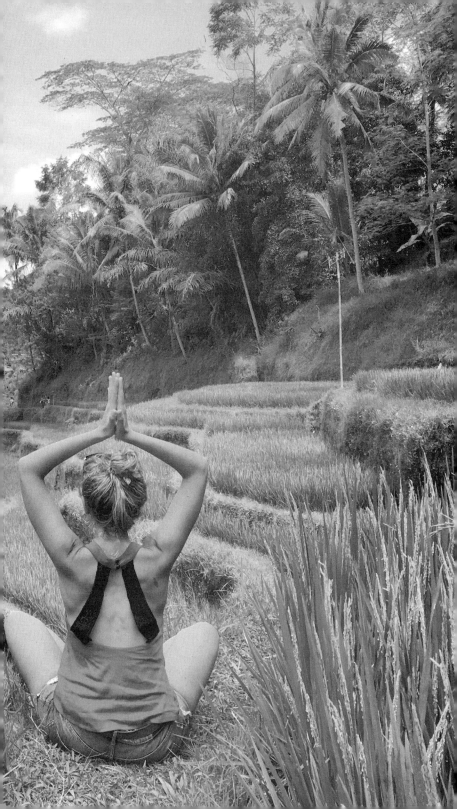

¡Celébrate! Muchas veces me preguntan cómo me las arreglo para alimentar mi felicidad. Si incorporas algunos de estos consejos a la rutina de tus mañanas, sentirás que tus días toman otro color.

Estírate: Puede ser en la cama, abriéndote como una estrella, con brazos y piernas estirados hacia los costados. Ocupa toda la cama, siente cómo el cuerpo se expande. Que tu próxima respiración sea un gran bostezo.

Ama con más intensidad: Tienes varias formas de dar amor. En este consejo entran las plantas, las mascotas, la persona que tienes al lado, los objetos preciados, tú misma y el entorno entero. Despertar y conectar con la sensación de dar amor es importante para poder relacionarse amorosamente el resto del día.

Medita: Es fácil. Siéntate por lo menos cinco minutos en algún rinconcito de tu casa que te guste mucho, donde dé el sol y no haya demasiado ruido. Después ayúdate con alguno de los ejercicios que he propuesto en los capítulos anteriores.

Fija la intención: Céntrate para iniciar el día con objetivos y deseos claros. Acostúmbrate a visualizar y a soñar despierta con tus intenciones, que se vuelvan rutina. Aprovecha la mañana (cuando tu mente está despejada) para trabajar tus proyecciones y sueños desde el cuerpo, la mente y el alma.

Practica yoga: Cómprate una esterilla y descubre tu cuerpo y su necesidad de expandirse con la práctica del yoga. Conecta con tu respiración y permíteles el movimiento a tus articulaciones y músculos. Que los bostezos y las espiraciones enérgicas vengan solos. Una mente flexible necesita un cuerpo flexible, y eso es lo deseable: flexibilidad, compasión, energía y paz.

Desayuna frutas: Mi marido y yo somos fanáticos del desayuno y descubrimos que hacernos *smoothies* o zumos de fruta naturales nos ayuda a empezar el día con más energía. Los zumos naturales ayudan a nuestras células a desintoxicarse y a regenerarse, porque las fortalecen, purifican y reconstruyen. Además, contribuyen a la eliminación de las toxinas que se acumulan en el cuerpo y provocan enfermedades.

Musicalízate: Que la música que te gusta acompañe tu rutina. Spotify te da la posibilidad de descubrir los recomendados para ti, es la mejor herramienta que tiene. Utilízala y encontrarás temas que te inspiran para cada momento del día.

Baila: Aprovecha el tiempo entre una actividad y otra para hacer unos pasos. Ponte frente al espejo y juega un poco; tu pareja o tu mascota pueden ser buenos espectadores para divertirte un rato.

Ríe: Incluso en esos días en los que no estás en tu mejor momento, haz el esfuerzo de mover un poquito las comisuras de los labios y autogenerarte una sonrisa. Es la clave para empezar con felicidad un día nuevo. Si no sabes cómo, mírate al espejo y empieza: ja, ja, ja; je, je, je; ji, ji, ji; jo, jo, jo; ju, ju, ju.

Sal a disfrutar del mundo: Sal de casa pisando fuerte. Repítete una frase que te dé lo que necesitas ese día: fuerza, creatividad, emoción, pasión, amor, coraje, energía y paciencia.

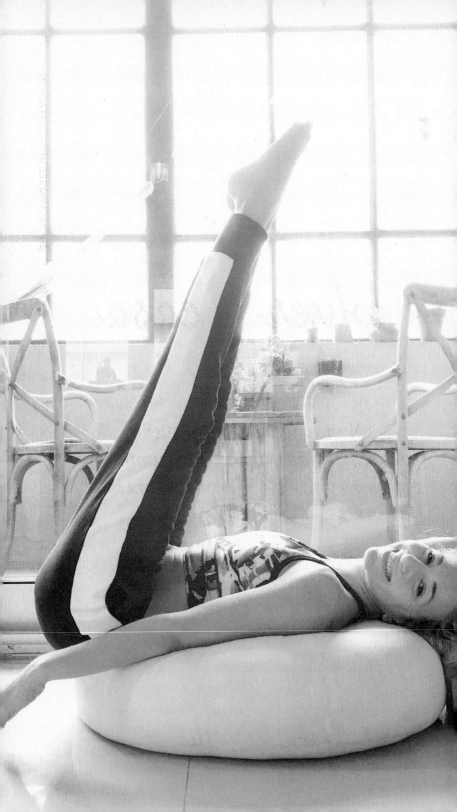

Volver a casa

—

«Nunca abandones un sueño
por el tiempo que tardarás en cumplirlo.
El tiempo va a pasar de todas maneras».

- EARL NIGHTINGALE -

*S*entimos que la vida es difícil, que las cosas se nos complican o no encontramos el camino o la claridad para salir de los vericuetos en los que se enreda nuestra mente. Pero el universo nos repite todo el tiempo lo contrario: «Tienes esta vida, hazlo lo mejor que puedas». En el primer capítulo te hablé de la niña que habita en cada una de nosotras, y ahora que estamos en la recta final, quiero traer un nuevo ejercicio para el encuentro con ella, ya que, en mi caso, sanarla me permitió comenzar a vivir como adulta en libertad y en conexión con mi esencia, conservando mis sueños, mi sensibilidad y mi creatividad de niña, y confío en que a ti te pasará lo mismo.

Si sientes que las cosas no suceden como quisieras, es probable que no estés haciendo el trabajo necesario para lograrlo, no desde el esfuerzo, sino desde la entrega a lo que verdaderamente eres. Tener la capacidad de celebrarte implica sostener y alabar tu vida tal como es hoy, pero para eso existe una condición ineludible: hay que sanar el pasado. La felicidad comienza cuando encontramos la fuerza para sumergirnos en nuestro mundo interior y nos enfrentamos a sus cicatrices más grandes.

Algunas cicatrices se viven en forma de «duelos», como llaman los psicólogos al acto consciente de dejar ir a quienes ya no están, a un amor, a una mascota o a cualquier otro ser que haya tenido significado para uno. Otras cicatrices son silenciadas, pero se expresan en los sueños y en dolores, tanto físicos como emocionales. Es difícil sumergirse en las profundidades de la psique y enfrentarse a las viejas heridas, pero te propongo este ejercicio para empezar a sanar. Si lo hacemos con un buen respaldo de amor propio, podemos sanar nuestra alma y habilitarnos un presente libre y feliz.

Ejercicio de encuentro con tu niña interior

Relaja el cuerpo, inspira y espira hondo.

Permítete soltar cada parte de tu peso hacia la tierra.

Relaja los pies, los talones, las pantorrillas y las rodillas.

Inspira hondo, espira todo el aire.

Relaja los muslos, los glúteos, la pelvis, la cadera.

Inspira y lleva el aire hasta el abdomen.

Espira y relaja el pecho, los hombros, los brazos y las manos.

Gira las palmas hacia arriba y permite que, uno a uno, tus dedos se relajen.

Inspira y espira.

Relaja la garganta, los labios, la lengua, los pómulos.

Inspira y espira.

Relaja los ojos, los párpados y el entrecejo, la frente y el cuero cabelludo.

Inspira y espira, soltando todo el aire.

Relaja el cuello y la cabeza.

Suelta el peso de tu cuerpo y deja que la tierra te sostenga.

Relaja, sin miedos. Deja ir. No tienes que sostener nada, no tienes que hacer nada, solo respirar.

Sumérgete en tu interior, observa tus pensamientos; quiero que concentres la atención en tu corazón: siéntelo latir, conecta con lo que te hace estar presente.

Inicia ahora una visualización: imagínate caminando por un hermoso sendero de montaña. Alrededor hay rocas, árboles, pinos, plantas silvestres y los pájaros vuelan en lo alto. El aire y el oxígeno de la montaña te envuelven. Te ves caminando, pasando por encima de unos troncos caídos y bajo unas cascadas de cuento que descienden por las grietas de la ladera. Es el agua fresca del deshielo. Sigues caminando, estás cada vez más cerca de la cima. Observa tu rostro: ¿qué expresión tienes?, ¿qué sientes? Estás a punto de llegar y el camino se allana; ya no hay plantas ni árboles alrededor y, a lo lejos, justo en la cima, ves a una personita esperándote. Sigues caminando y, conforme te acercas, empiezas a reconocer ese rostro, su atuendo, su color, sus texturas. Eres tú, pero de niña. Os miráis a los ojos. Te sorprende que fueras esa pequeña mujer, hace tantos años. Ella quiere decirte algo, solo escúchala. Dedica un tiempo a observarla y a recordarla con toda la nostalgia o la alegría posibles. Os abrazáis y sigues tu viaje. ¿Qué parte tuya dejaste olvidada en el camino? Entrégale el corazón a tu inconsciente para que tu conciencia lo descubra.

Después de proponer este ejercicio en un taller de profundización, una alumna me contó su experiencia:

> En estos talleres me he esforzado mucho para sanar a mi niña interior. Una niña que no lo pasó muy bien, que se sintió muy sola y poco cuidada, una niña que se transformó en madre con las heridas aún abiertas o mal cicatrizadas. Y para sanarla tuve que volver a abrir esas heridas, una por una, y estaban infectadas de angustias, miedos y dolores. Con amor, dedicación y ternura fui cerrando cada una, y volver a encontrarme con ella en esa montaña fue mágico. La vi feliz, fuerte y cuidada, y en ese abrazo sentí que me susurró: «Gracias, mi sol, por volver a mí, por curarme; ya estoy sana, ya estamos limpias, es hora de fluir». A partir de entonces comprendí que mi intención de sanar a mi niña se estaba cumpliendo y que le iba a dar lugar a mi nueva intención: fluir, vivir plenamente, apretujar esta vida que pasa rápido, disfrutarla y hacerla mía. Gracias por llevarme a la montaña.

Frenar a tiempo

Toda la vida tendremos trabajo interior por hacer, pero hay que saber cuándo ponerle freno. La intención de ser lo mejor que podemos ser nos lleva a la constante definición y búsqueda de objetivos, y a veces nos olvidamos de disfrutar lo que nos regala el presente. Hay que saber hasta dónde nadar en nuestras profundidades, es decir, cuándo frenar el embrollo mental.

A veces es mejor dejar que las cosas sucedan y no analizarlas tanto ni tratar de corregirlas. No digo que sea fácil. De hecho, es uno de los desafíos más difíciles del mundo espiritual, pero hay que mantenerse atentas.

Como sostiene Carl Jung: «Dejar en paz los procesos sería bastante simple si la simplicidad no fuera una de las cosas más difíciles».

Energía inagotable

Hace unas semanas llegué a casa agotada, sin energía; me sentía como una piltrafa. Había dado una clase muy intensa a sesenta mujeres. Mi marido se quejó porque siempre le dejo lo peor de mí. Tiene razón, mi trabajo me produce una excitación inmensa que se desparrama en cada clase y él recibe a una Dafne atravesada por un tornado de emociones.

Me eché a llorar y sufrí una crisis. Dudé de mi trabajo y mi pasión, pensé en tirarlo todo por la borda. Sentía que me dedicaba a generar espacios para que la gente se encontrara con lo mejor de sí, donde todo era alegría y liberación, pero que yo no podía celebrarme a mí misma porque no me quedaban fuerzas.

Cuando llevé mi crisis a terapia, Ethel, mi psicóloga, me explicó que nuestra fuente de energía es inagotable. Si una está en sintonía con lo que hace y no siente un malestar interno constante, puede hacer cuantas cosas quiera, porque la crisis y el estrés son productos de la mente. Al final, todo lo que me pasaba era que había tenido un mal día.

La noche de mi boda, cuando volví a casa a las tres de la

madrugada, totalmente agotada, y mi perro Vicente me miró con sus ojitos brillantes de bondad, no me quedó otra que sacarlo a pasear. Fui sola, con el vestido de novia embarrado y mojado de haber bailado sin parar y me crucé con un chico en la parada del autobús. Estoy segura de que vio en mí la novia cadáver de las películas de Tim Burton. Tampoco pude soportar que mi perro tuviera «un mal día».

A nivel kármico, sabemos que nuestras acciones construyen nuestro mundo: cuando algo fluye en ti y sientes que te produce más días buenos que malos, no lo dejes escapar. La energía para seguir está en tu interior, si así lo crees. Por el contrario, cuando algo te genera un malestar constante, déjalo ir. El dolor no tiene que molestar permanentemente, la incomodidad tampoco. Son emociones que, así como vienen, deben irse; y si algo que no te gusta lleva demasiado tiempo alojado en tu interior, es hora de soltarlo.

Todos tenemos días malos, la clave será identificar cuánto le estás dedicando al malestar, y si ya es hora de cambiar o transformar lo que te está generando una emoción determinada de forma constante; date tiempo y haz una pausa para conectar con tu intuición, que te ayudará a analizar si es hora de romper con ello o si puedes aguantar un poco más.

Muchas veces la pausa para mí es el movimiento, y también el baile, el yoga, la transformación de mis dudas e inseguridades en claridad mental. Y antes de darte cuenta, estarás fluyendo de nuevo.

La maduración o «cuando tiré el espectro al lago»

A la semana siguiente de esa crisis fui a ver a otro de mis pilares espirituales: mi masajista (que, más que masajista, es un gurú del cuerpo humano).

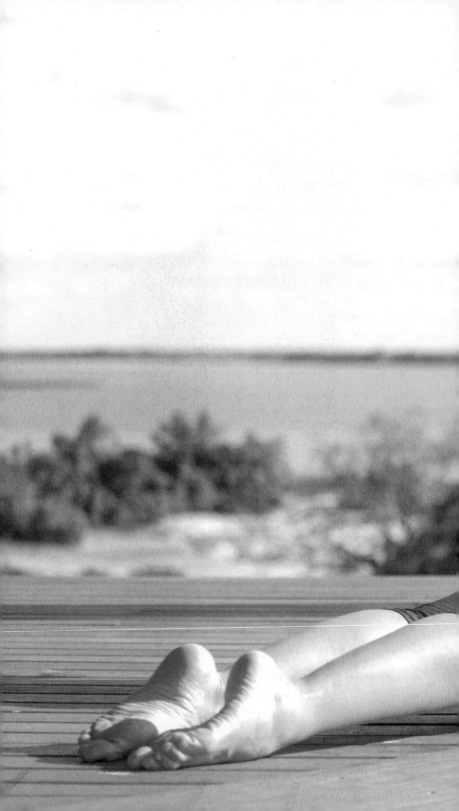

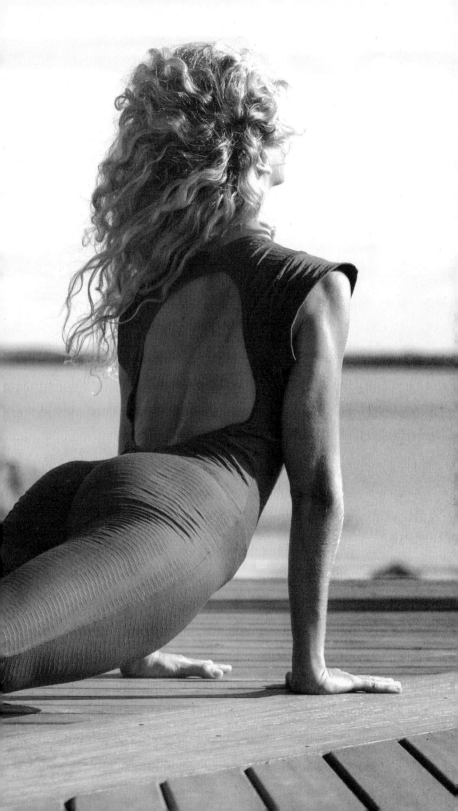

La sesión dura dos horas, y entre la música, el sahumerio y los aceites que drenaban mi cuerpo de información emocional, tuve una visualización. Me reencontré con una Dafne niña que hacía muchos años que no veía. Fue en la misma montaña que propuse unas páginas atrás para reunirte con tu niña. La reconocí por el corte de pelo, por las piernas flaquitas y el gesto candoroso de los hombros, por el traje de baño con volantes y las manos, en las que llevaba una flor de cardo. Sentí su perfume, la miré a los ojos, esos circulitos de color miel que guardaban mil imágenes de fantasías por cumplir, y volví por un momento a la camilla, a la habitación donde estaba. Me repetí mentalmente: «No huyas otra vez, anímate a hacer el trabajo». Me sumergí de nuevo en la escena y oí lo que mi niña interior quería decirme: «Todos los mundos son posibles si de verdad confías en ellos. Sigue construyendo el tuyo con tus sueños, donde toda la magia es posible, no lo abandones».

Tenía los ojos cerrados, pero me caían lágrimas a mares, y me di cuenta de que era un llanto diferente porque no se me fruncía el ceño ni se me caían los mocos. En ese llanto hablaban la sensibilidad y la conexión con una parte de mí mucho más profunda. Las lágrimas venían del hogar del alma, eran reales y se derramaban sin miedos porque finalmente yo había abierto un nuevo camino hacia mis tesoros. Después de tantos años de trabajo, la madurez se hacía visible. Todo lo anterior había sido la antesala para confiar en mí misma. Todos los retiros, talleres y clases —que deben de sumar unos dos mil— habían sido los cimientos necesarios para la pista de aterrizaje, o de despegue, de la Dafne adulta.

Comprobé que esas montañas son donde yo misma deseo encontrarme con mi niña interior. Cada propuesta de abrazar el mundo es mi propio deseo de hacerlo para que no se me escurra entre los dedos. Cada intención que he elegido para trabajar en cada práctica de este libro es una intención que yo misma necesito atravesar.

El fruto de la madurez aparece espontáneamente. Como ese día, tendida en la camilla de masaje, cuando me di tiempo para el «no hacer» en un lugar donde no tenía ningún deseo ni esperanza de que sucediera.

Siento que me puedo dar un «gracias» eterno por haberle puesto tanta pasión a la transformación. Lo que venía a decirme mi niña era que no perdiera las esperanzas ni huyera de la vida adulta, que esta me brindaría sabiduría y que siempre habría un mundo donde realizar todos los sueños.

Las heridas se habrán sanado. Las cicatrices estarán cerradas, pero su marca quedará para siempre grabada en mi piel, con los años de sudor, agotamiento, dudas, miedos, pánicos y oscuridad.

Mi propia obra de teatro, con sus altibajos, con sus críticas y frustraciones, con los golpes al centro del corazón y la mente, tiene ahora sentido. La obra de teatro que dirigí sin saber que lo estaba haciendo y que ahora observo con asombro.

Cada paso del trayecto había sido necesario para que Dafne —que miraba detenidamente cada cambio en el escenario donde danzaban sus alumnas— al final saliera como actriz al proscenio donde la luz de la verdad la iluminaba solo a ella. Puse un pie en el escenario y lo supe: mi mundo está abierto ahora y mis posibilidades son infinitas.

Vuelvo a ti y te pregunto: ¿has podido oírte?, ¿has podido mirarte a los ojos y reencontrarte? Cualquier cosa que sientas estará bien, incluso si son emociones encontradas. Cuando estás en una posición incómoda en el mundo, el desajuste emocional puede traer angustia y a la vez felicidad. Quizá tengas miedo, o estés a punto de saltar de un trampolín que supondrá un cambio grande en tu vida, o tu percepción de las cosas esté cambiando y te sientas la mujer más sola del planeta.

Conozco la angustia de estar despierta en mitad de la noche preguntándote si te sientes así por estar deprimida, cansada o agotada de empujar la vida, con ese dolor de pecho continuo. Tal vez de golpe te echas a llorar y gritas. A lo mejor le rezas a Dios y le preguntas cuándo se terminará el sufrimiento, o quizá le agradezcas lo que la vida te está dando, ya que te sientes feliz, y únicamente feliz.

No te asustes de tus emociones, lo importante es comprender que necesitan encontrar un medio de liberación, que las crisis no son eternas y que el poder para equilibrarte está en tus manos. Nunca escapes a una crisis, porque allí está el poder de crecimiento más grande de tu historia. El otro día lo comenté en mis redes sociales y una seguidora me escribió: «Me encanta perder el equilibrio, es mi mejor manera de encontrarlo». Nada más cierto.

La decisión de observar tu pasado para reconciliarte con él (con ella, con todos) está en tus manos. Volver a casa es volver al hogar del alma, esa alma que quizá necesita un empujón, una ayuda, un abrazo, un mimo, un «no te preocupes, todo pasa».

Ocuparte de estar bien y ser feliz es uno de los trabajos más difíciles y angustiantes de la vida. Y aunque en los momentos de crisis sientas que eso no va a terminarse nunca, yo te prometo que sí.

Cierra los ojos y vuelve a la montaña. Abstráete del mundo. Sois tú y ella en el mismo lugar donde estabas hace un rato. Ya la has oído, ahora ya sabes.

Vuelve la mirada hacia el horizonte —como yo miraba las estrellas por la ventanita del coche— y vislumbra todo lo que ese valle de posibilidades te ofrece. ¿Qué ves? ¿Qué proyectos y qué imágenes te esperan?

No tiene que ser nada más grande de lo que ya eres, quizá con verte sonreír sea suficiente. Mira a tu niña interior, sonríele, agradécele de todas las formas posibles este encuentro y dale un beso en la frente.

Ya eres adulta y puedes aceptar los dolores y las nostalgias de la infancia con mayor capacidad. Ese beso en la frente lo significa todo. Abraza ese beso con el corazón, estás dejando a tu niña porque ella ya no te pertenece, y ella misma te lo dice: «Anímate, ya es hora».

Vuelve la mirada al valle de posibilidades. Abundan las flores, los árboles, es tu jardín mágico, el que una vez sembraste en tu imaginación. Repítete tu intención, la que hayas estado trabajando. Aprieta los puños, haz fuerza con todo el cuerpo y échale valor para desplegar tus alas. Vuela, sobrevuela tu vida, tu pasado, tus miedos, tus obstáculos y lo que no pudo ser. Aterriza del otro lado del valle.

Es tu presente, tu aquí y ahora, donde te espera tu adulta (que ya está lista para vivir este momento). Os sonreís y os fundís en un abrazo: sois una. Ya estás sola, es el momento de echarte una mochila vacía al hombro y saber que hay mil experiencias por vivir.

Te das la vuelta y ves el mismo camino que recorriste para llegar a la cima. Es hora de bajar, de volver a casa y de que todo lo que atravesamos juntas de ahora en adelante abunde en tu vida.

Sé la protagonista de esta historia, sal al escenario, él te espera con las luces encendidas para que brilles más que nunca.

Un viaje termina, pero miles comienzan. ¿Adónde nos llevará el próximo?

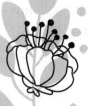

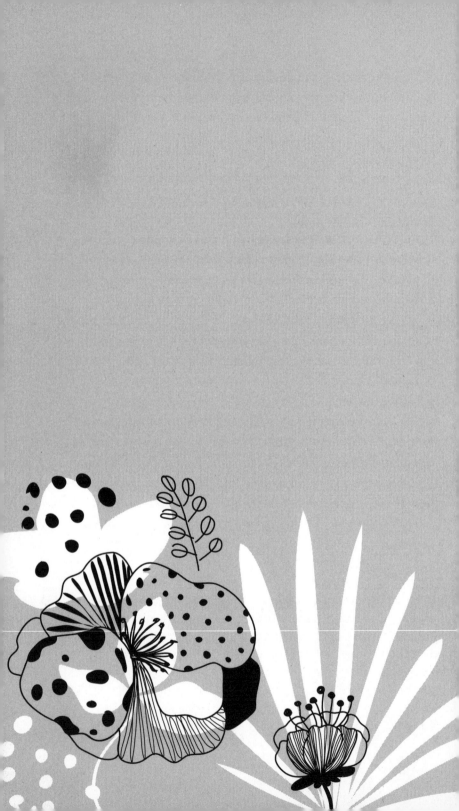

Gracias, mamá y papá, por darme la vida y la libertad para ser yo misma. Gracias a Vero, Pau y Marcos por ser los hermanos que acompañarán siempre mi camino. Gracias a mis abuelas por seguir impulsando mis sueños, leyendo mis textos y poniendo mis fotos en sus portarretratos. Gracias a mis abuelos que ya no están, pero que viajan conmigo en sueños.

Gracias a las familias que me acompañan y a las amigas y los amigos que apoyan cada locura. Gracias, Vicente, porque además de ser el mejor amigo del hombre, eres quien me llena de besos cada vez que entro en casa, y eso sí que me hace feliz.

Gracias a mis maestros por darme sin mesura la información necesaria para poder abrirme un camino en el arte de transmitir y expresar. Gracias a Sole, amiga de la vida adulta, por escribir tan hermoso y sincero prólogo. Gracias a Pauli Queija por tu sensibilidad y acompañamiento mágico. Gracias a Maga, Sara y a toda la editorial Penguin Random House por tan valiosa experiencia.

Gracias a todas las mujeres que han compartido alguna clase conmigo, a las que bailan, a las que meditan, a las que cantan, a las que leen, a las que dudan, a las que sueltan, a las que tienen miedo, a las que se enloquecen, se enfadan o no encuentran salida porque es justamente ahí donde encontramos nuestra fuerza interior. Gracias a las que más allá de todo siguen caminando con paso firme, bailando cada emoción y poniendo toda la intención en sus deseos con el cuerpo, la mente y el alma.

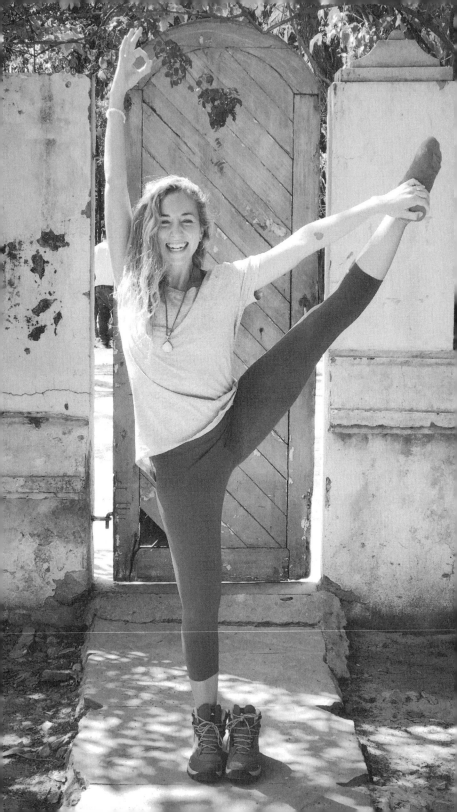

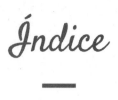

Índice

Papel certificado por el Forest Stewardship Council®

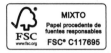

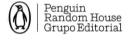

Primera edición: julio de 2022

© 2018, Dafne Schilling
© 2018, Penguin Random House Grupo Editorial, S. A.
Humberto I, 555, Buenos Aires, Argentina
© 2022, Penguin Random House Grupo Editorial, S. A. U.
Travessera de Gràcia, 47-49. 08021 Barcelona
Diseño e ilustraciones: Candela Insua

Printed in Spain – Impreso en España

ISBN: 978-84-253-6336-8
Depósito legal: B-7.739-2022

Compuesto en Pleca Digital, S. L. U.

Impreso en Black Print CPI Ibérica
Sant Andreu de la Barca (Barcelona)

GR 6 3 3 6 8